好身体从好姿势开始

柴毅 编著　天地绘工作室 绘

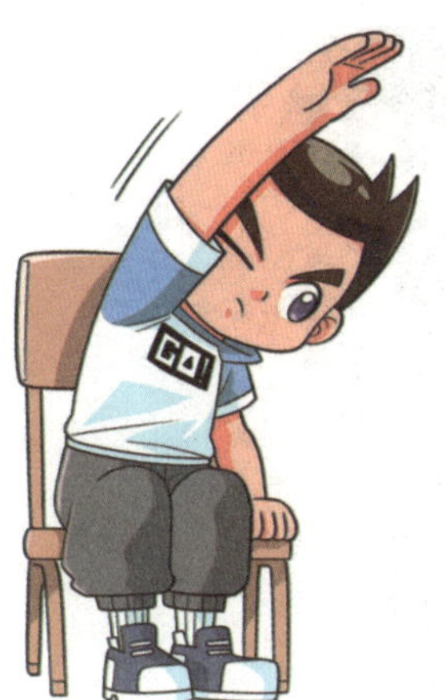

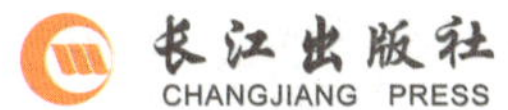

本集人物介绍

运动达人组

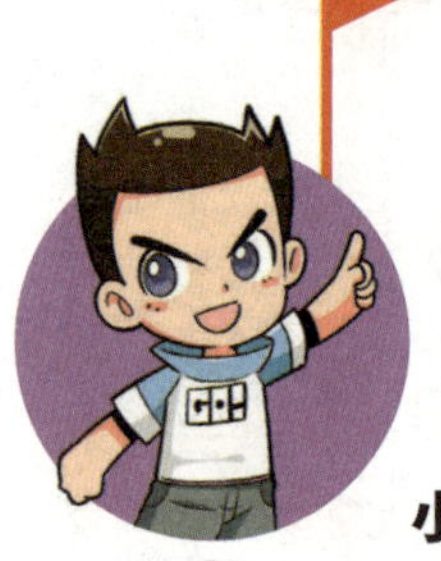

小龙

我是 12 岁的小龙，大名高辰龙。爱运动的我，身体棒棒的！ 在圆柱的帮助下，我的一些错误姿势得到纠正后，我一定会更挺拔！

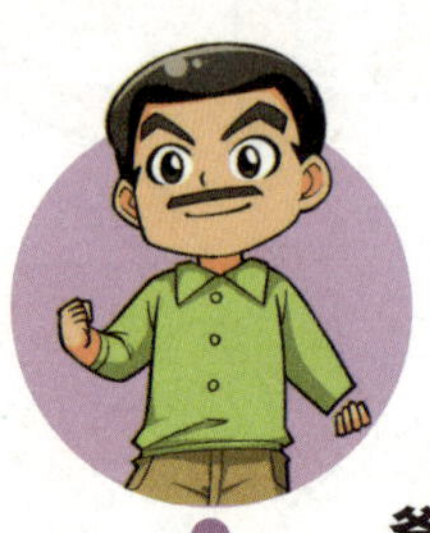

爸爸

我是爸爸高智，别看我胖胖的，但是我每天晚饭后都会下楼散步，我每天的步数都能达到 1 万多！

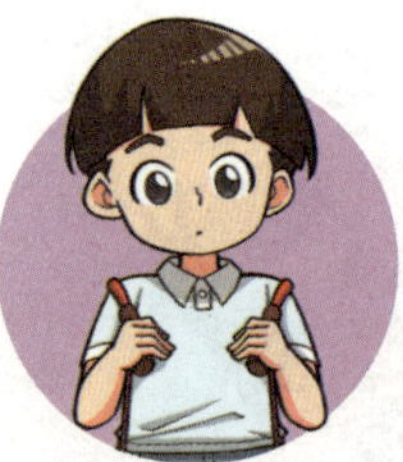

周围

我是小龙的同学周围。以前的我胖胖的，自从每天跳绳后，我现在已经恢复到正常体型了。大家来跟我一起练习跳绳吧！

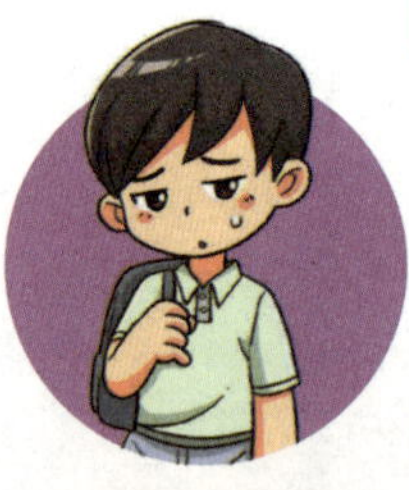

徐星

我是小龙的同学徐星。虽然我是公认的大长腿“班草”，但是圆柱指出了我很多运动和走路时的错误姿势，我一定要改掉这些坏毛病。

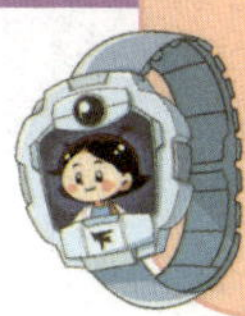

我是无所不知、无所不能的 AI 电话手表“圆柱”！我的“大脑”里装着世界上所有的知识。现在，我将化身私人健身教练和骨科医生，为大家的健康成长保驾护航！

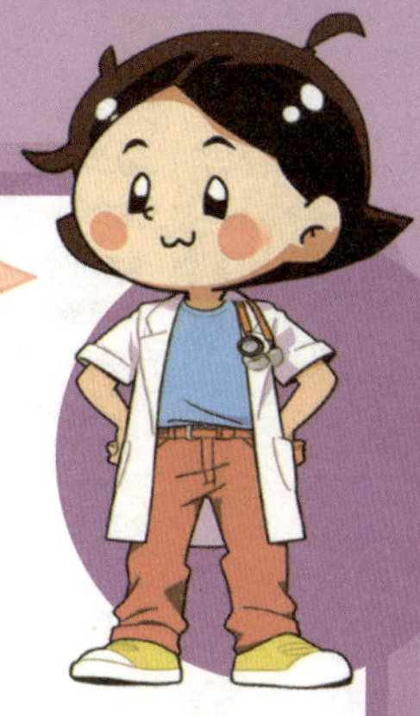

圆柱

「懒人」联盟

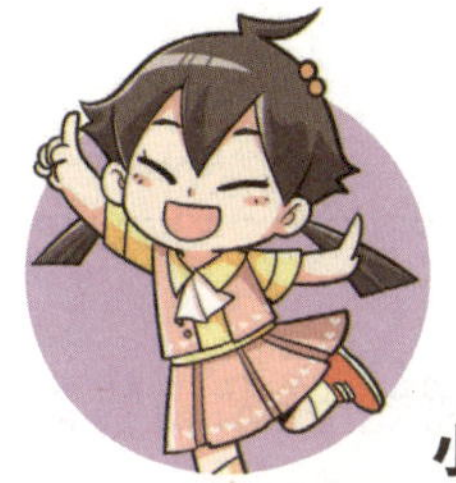

小雨

我是 10 岁的妹妹小雨，大名高馨雨。我爱吃爱喝，但是不爱运动。体检的时候，医生说我身高没达标，我要每天跟着爸爸和哥哥一起运动了。

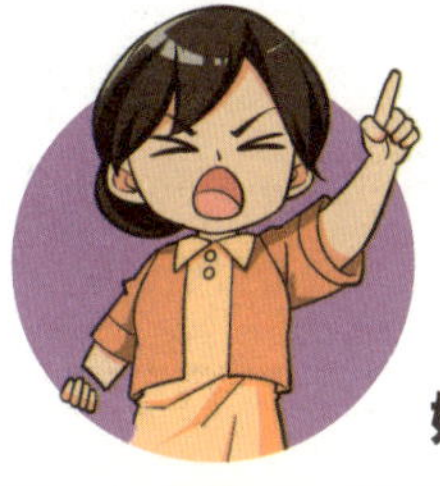

妈妈

我是妈妈毛丽菲，我的颈椎有问题，最近在做康复训练。圆柱告诉我做家务也能锻炼身体，我决定试试看。

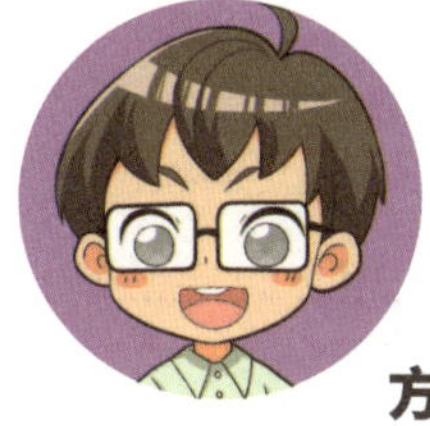

方哲宇

我是小龙的同学方哲宇，作为班上出名的“小矮子”，我也跟小雨一样身高没有达标。暑假我要报一个游泳训练班，争取开学时让大家刮目相看。

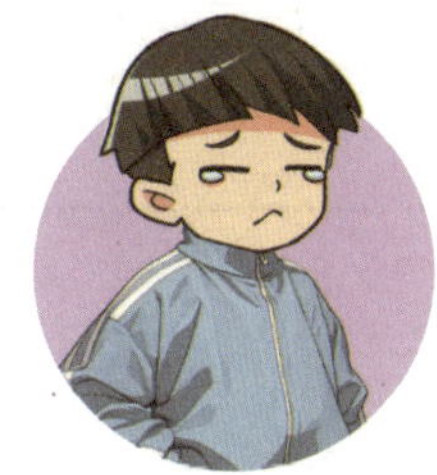

李一航

我是小龙的好哥们李一航，体育课上，我被老师当成了含胸驼背没站相的反面典型。有没有和我一样的同学？我们一起来纠正吧！

目录

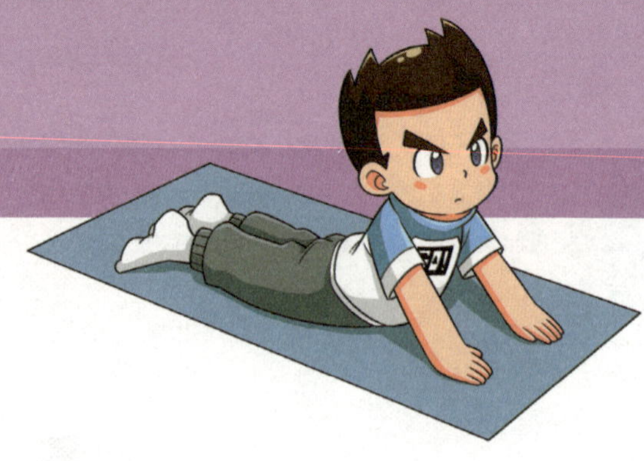

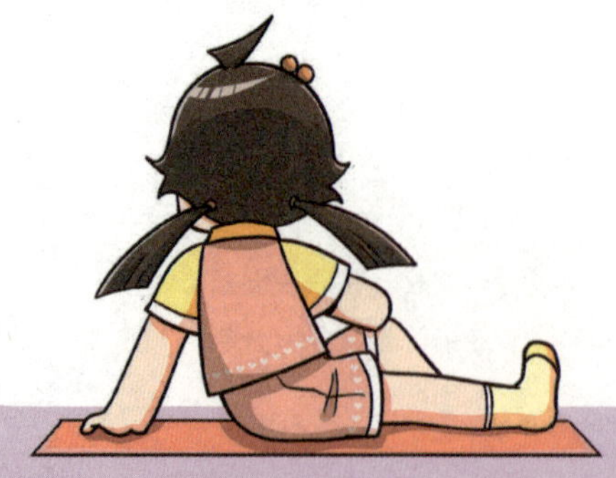

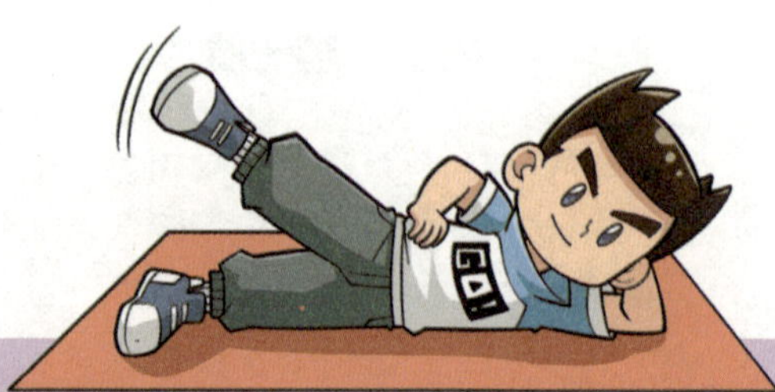

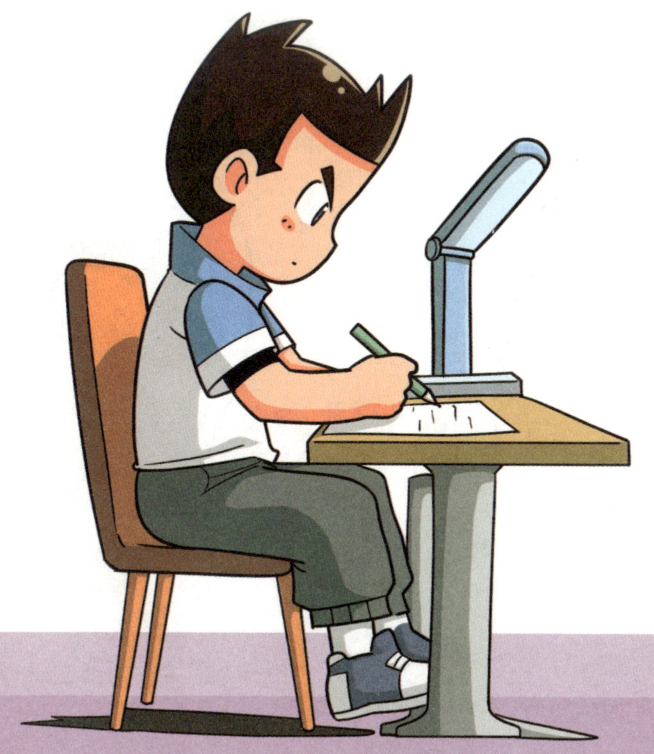

第二部分 黄金生长期 运动来助力

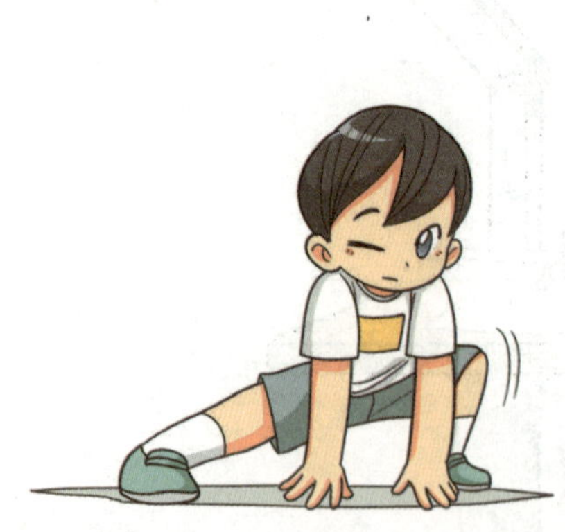

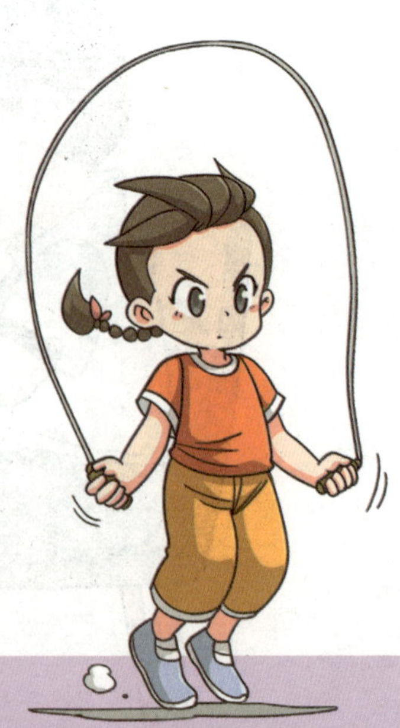

第三部分 运动知原理 身心更受益

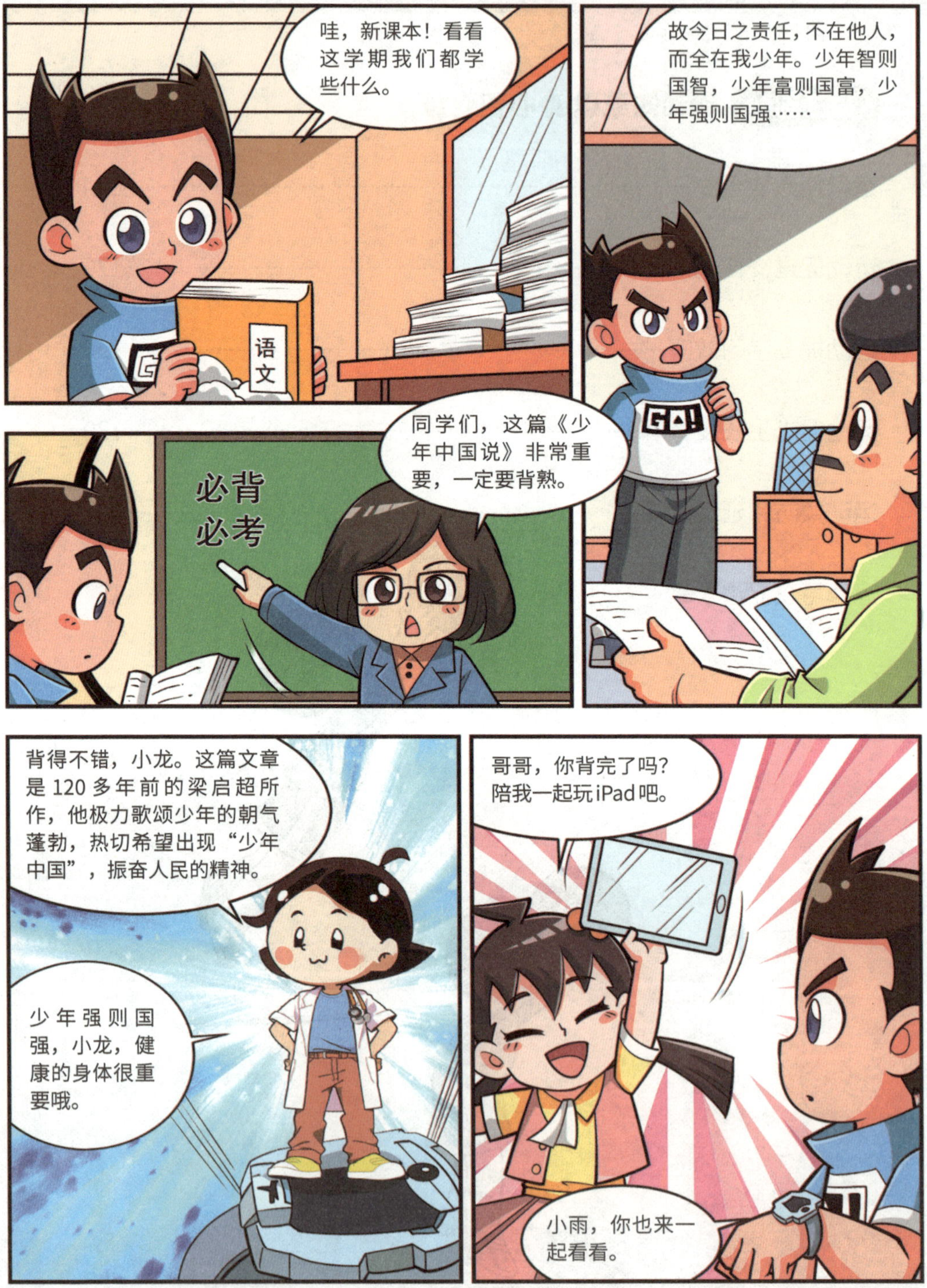

序章 | 少年强则中国强

哇，新课本！看看这学期我们都学些什么。

语文

必背
必考

同学们，这篇《少年中国说》非常重要，一定要背熟。

故今日之责任，不在他人，而全在我少年。少年智则国智，少年富则国富，少年强则国强……

GO!

背得不错，小龙。这篇文章是 120 多年前的梁启超所作，他极力歌颂少年的朝气蓬勃，热切希望出现“少年中国”，振奋人民的精神。
少年强则国强，小龙，健康的身体很重要哦。

哥哥，你背完了吗？陪我一起玩iPad吧。
小雨，你也来一起看看。

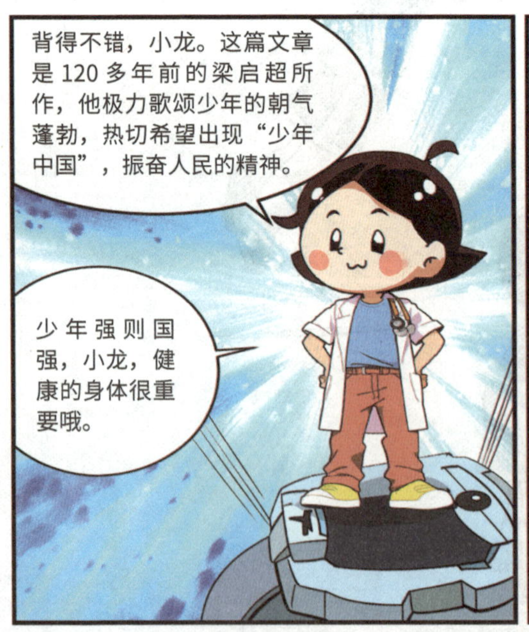

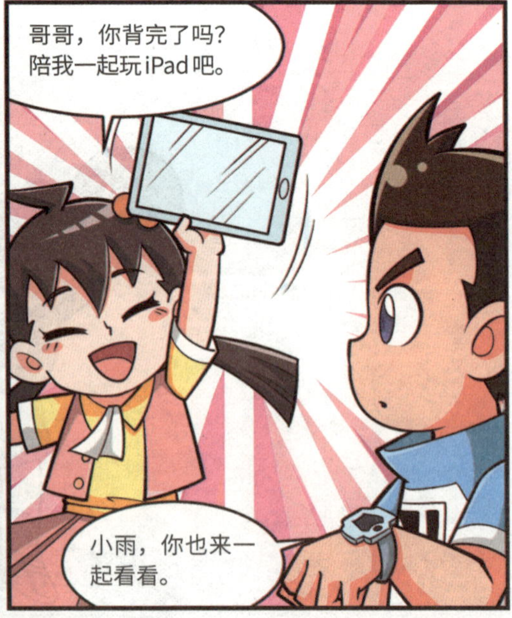

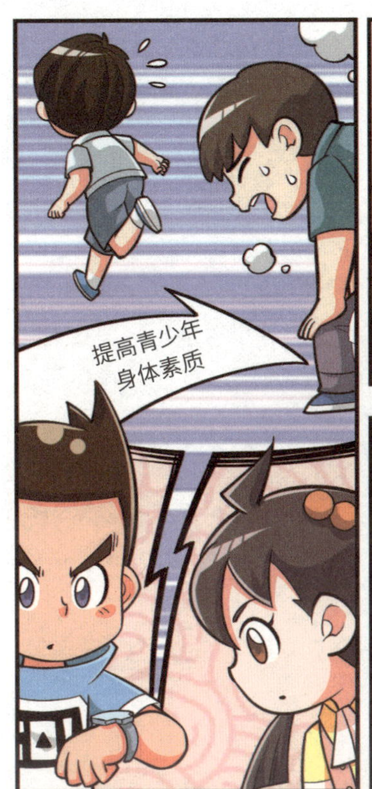
提高青少年
身体素质

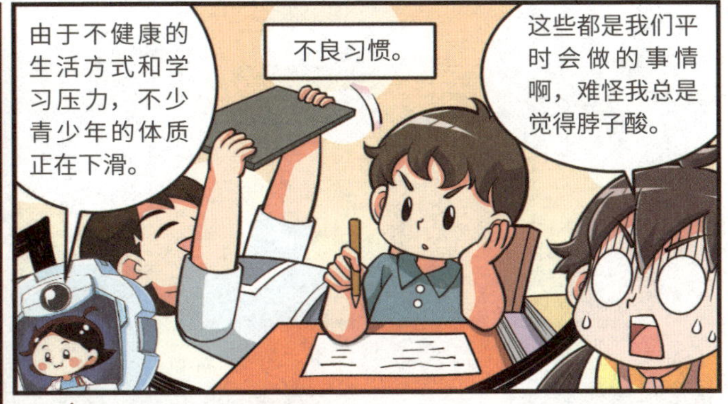
由于不健康的生活方式和学习压力，不少青少年的体质正在下滑。
不良习惯。
这些都是我们平时会做的事情啊，难怪我总是觉得脖子酸。

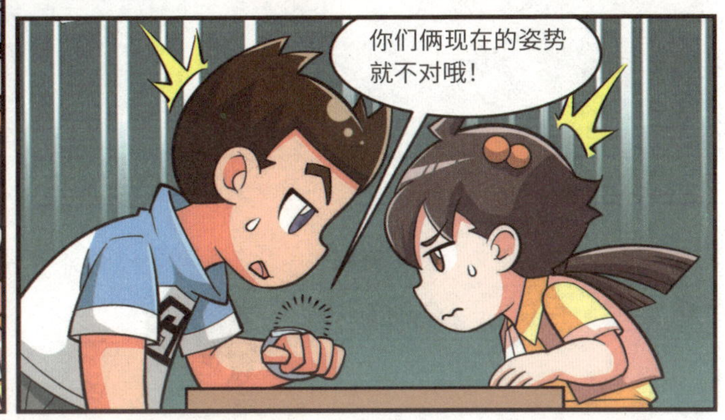
你们俩现在的姿势就不对哦！

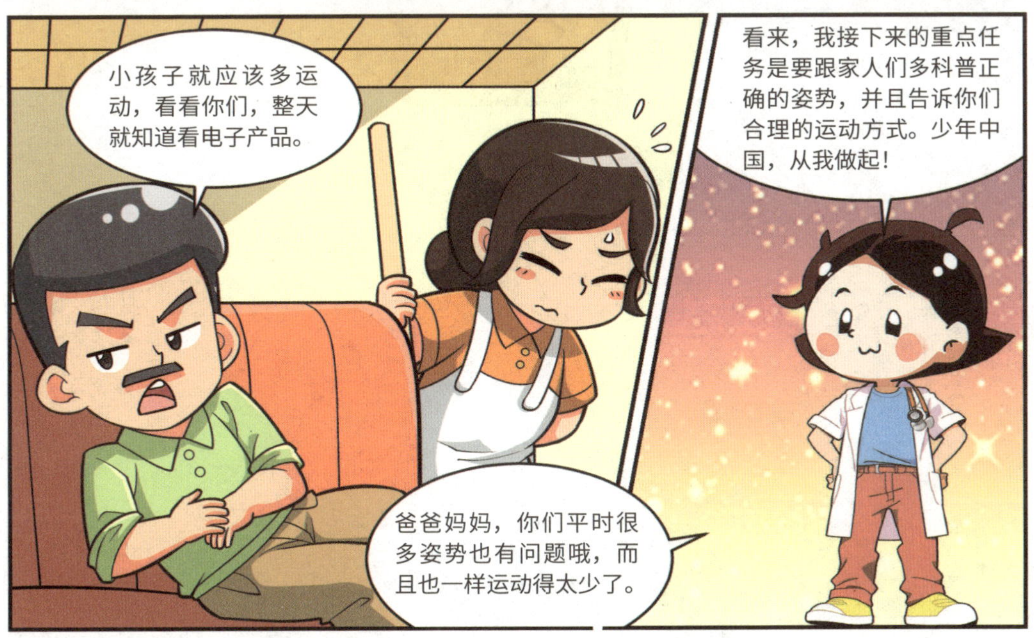
小孩子就应该多运动，看看你们，整天就知道看电子产品。
爸爸妈妈，你们平时很多姿势也有问题哦，而且也一样运动得太少了。
看来，我接下来的重点任务是要跟家人们多科普正确的姿势，并且告诉你们合理的运动方式。少年中国，从我做起！

第一部分

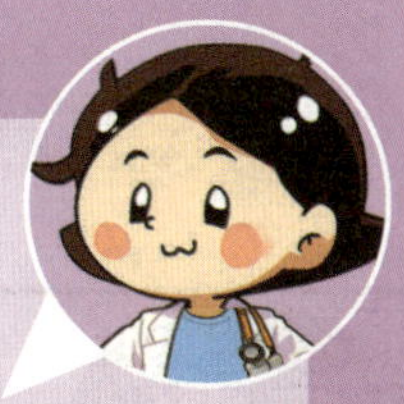

姿势有问题 健康会告急

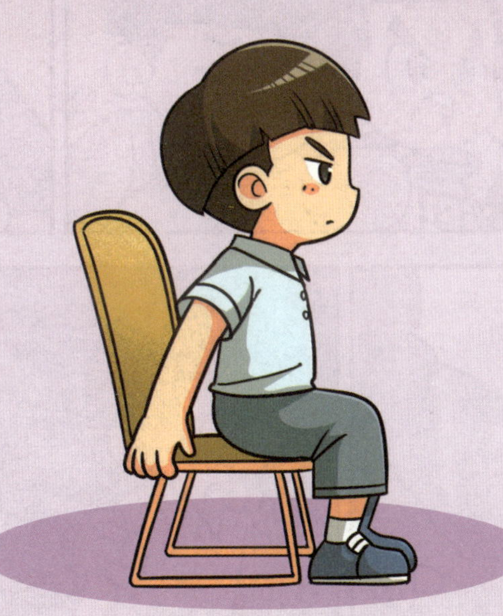

不良生活习惯会带来不良的姿势，姿势对人体的体态和行动，以及我们的健康有着深远的影响。

姿势有问题 健康会告急

01 没有站相的同学

立定，站好，报数。
7！
8！

李一航，你叫同学们看看，你有个站相吗？

你站得像一只受惊的鹌鹑！

抬头，挺胸。保持这个姿势，站好。

小龙，我爸妈也经常说我没个站相，可是那样站直真的好累啊！
好哥们，没关系，圆柱来帮你！

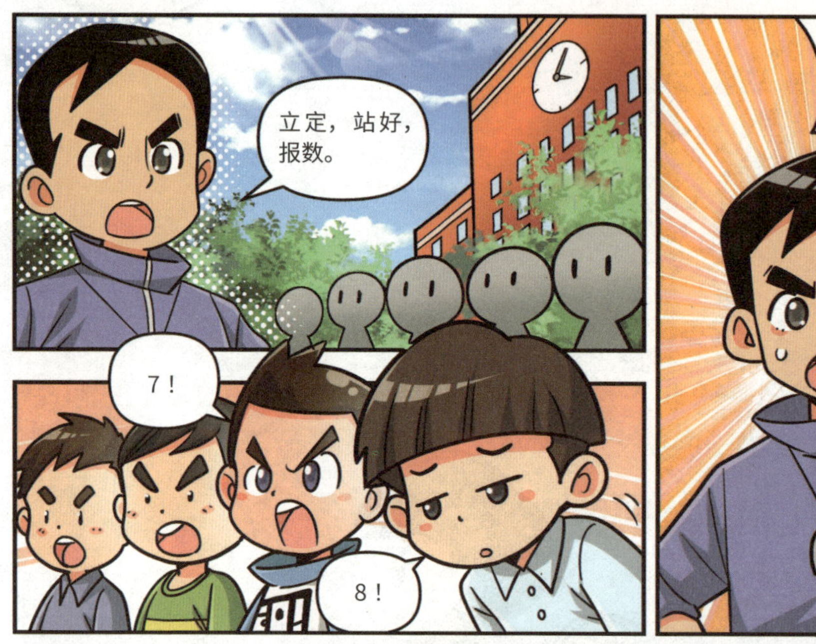

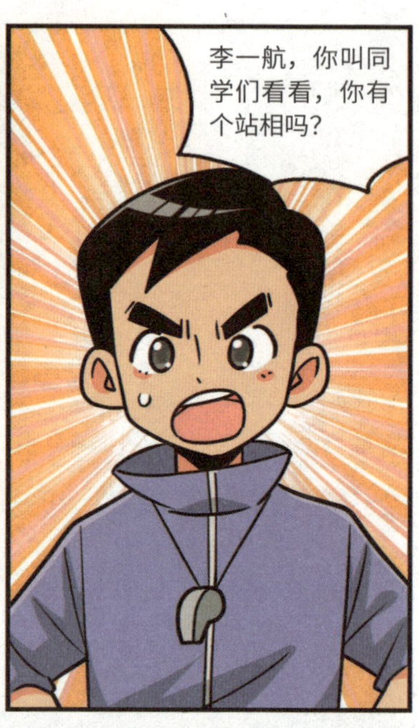

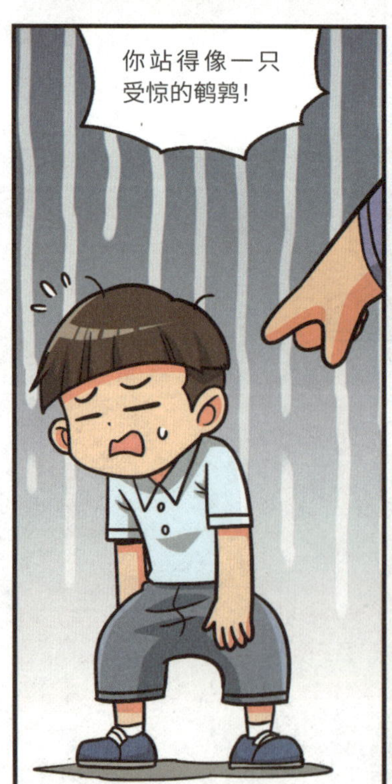

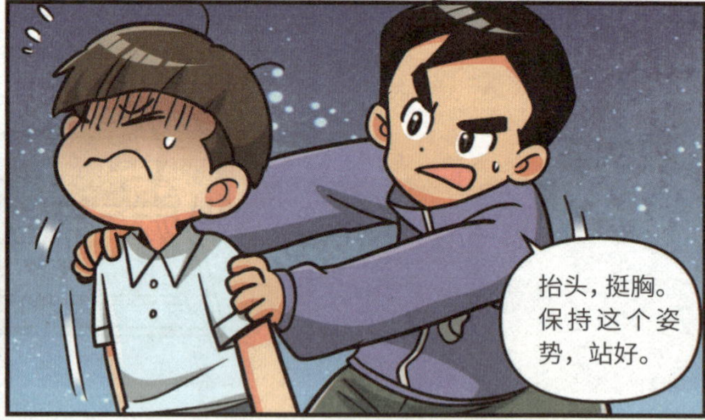

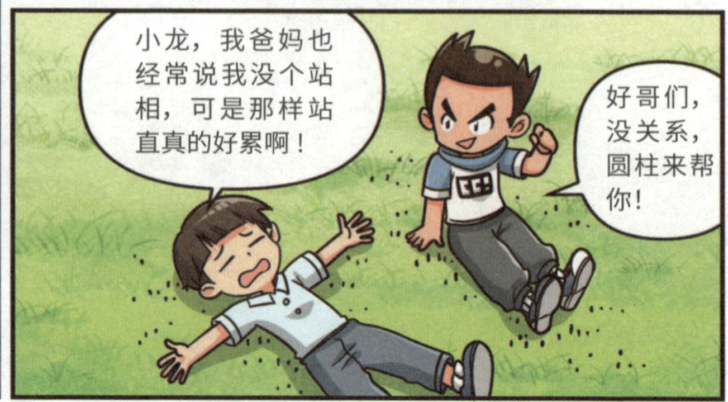

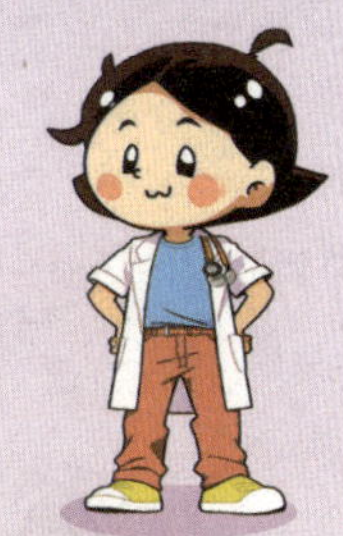

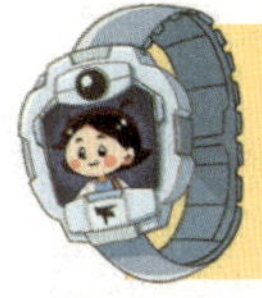

其实，青少年含胸驼背是比较常见的姿态问题。一航，你有没有觉得每天背的书包特别重？

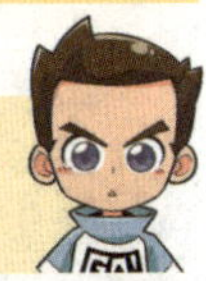

当然啊，书包里这么多书，我也觉得重啊。

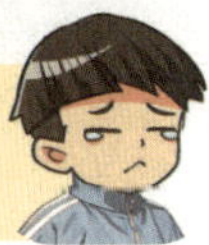

是的，每次背书包的时候，都感觉背了一座小山在身上。

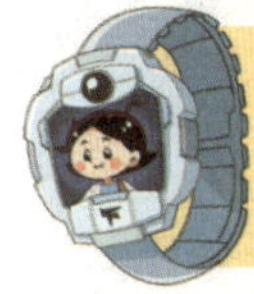

书包过重是诱发青少年含胸驼背的原因之一。一航，建议你让爸爸妈妈带你去医院拍个 X 光片。

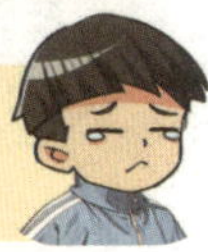

啊？这也要上医院吗？

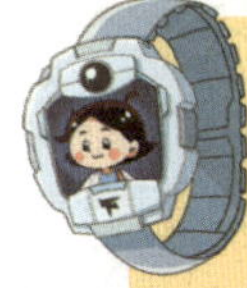

对呀，确定一下有没有“脊柱侧弯”的问题。脊柱侧弯可不是小问题，不只影响体态，还可能带来疼痛、影响生长发育和心肺功能，甚至造成下肢神经功能障碍、影响行走，对身心健康造成不良影响。请看下图——

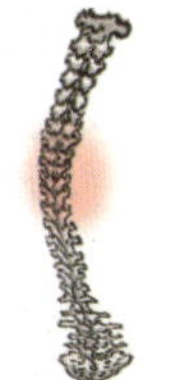

脊柱侧弯（C 型）

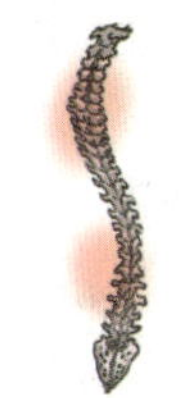

脊柱侧弯（S 型）

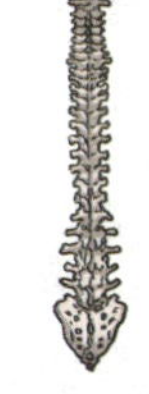

正常脊柱

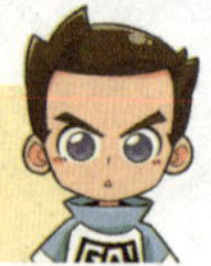

妈呀！圆柱，你说得我好怕，我也要去拍个片子检查一下。

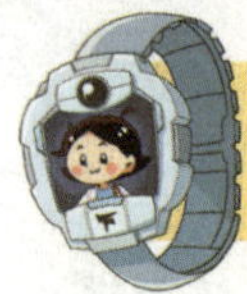

小龙你又胡闹。你既没有形体上的异常，也没有其他不适。

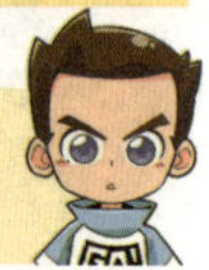

那还是检查一下，保险！

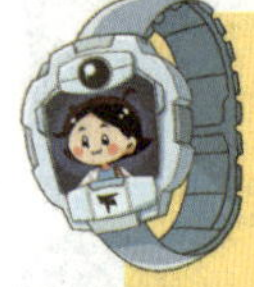

那也不需要，没有异常的时候，你脱了衣服站好，让爸爸妈妈从背后观察一下就行了。一航，倒是你耽误不得，得尽快去医院检查。如果有脊柱侧弯问题，趁现在还小，还能通过相应的运动给调整过来！

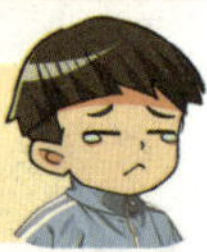

好的！谢谢圆柱！

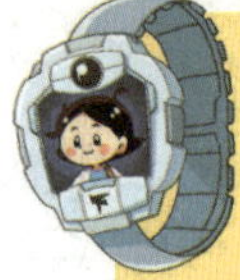

儿童、青少年久坐不动，站姿、坐姿和看书书写姿势不规范，书包过重等都会影响孩子的脊柱发育。而绝大多数家长没有预防意识，也是孩子脊柱问题高发的一个重要原因。家长平时应注意观察孩子的脊柱健康，提前做好预防和检查；当发现孩子有“高低肩”“含胸”等问题时，要及早就医。

运动改善体态

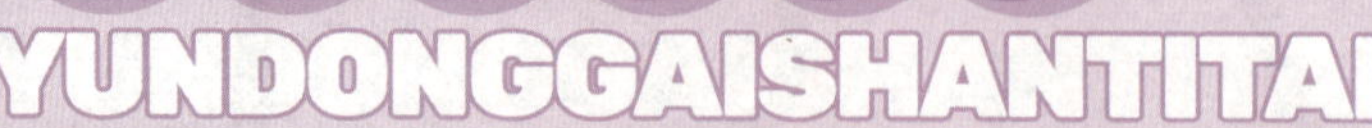

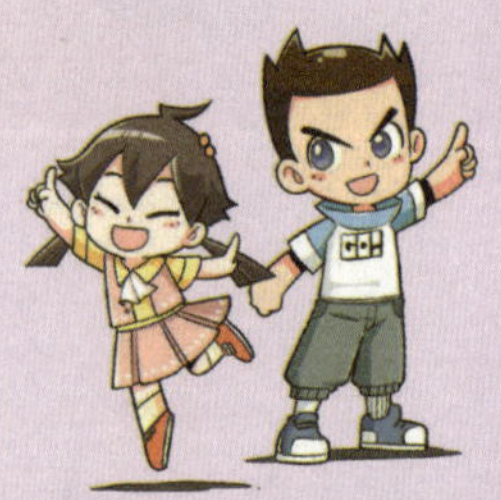

矫正含胸、驼背的运动方法可以增强腰背部核心肌群的力量，提高胸腰椎的灵活性，以及改善日常姿势。以下是一些有效的运动方法。

1. 胸部拉伸

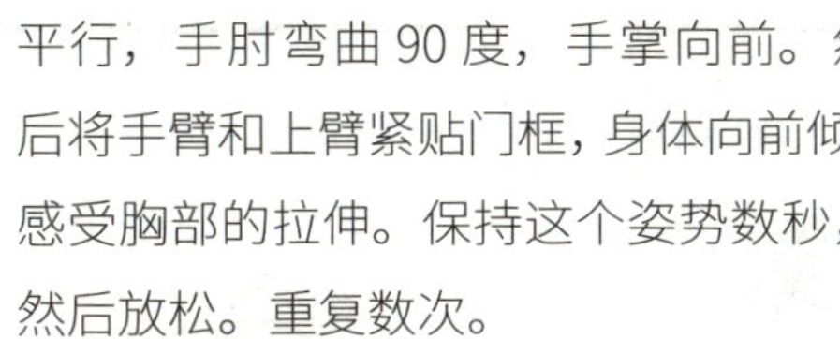

站立在门框旁，将手臂抬高至与肩平行，手肘弯曲 90 度，手掌向前。然后将手臂和上臂紧贴门框，身体向前倾，感受胸部的拉伸。保持这个姿势数秒，然后放松。重复数次。

2. 肩胛骨收缩

坐在靠背椅上， 双手向后抓住椅面两侧， 上身直立，昂首挺胸， 每次坚持 10 ～ 15 分钟， 每日做 3 ～ 4 次。

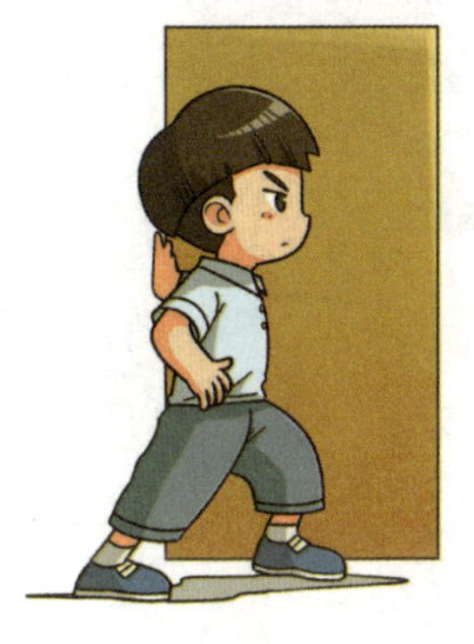

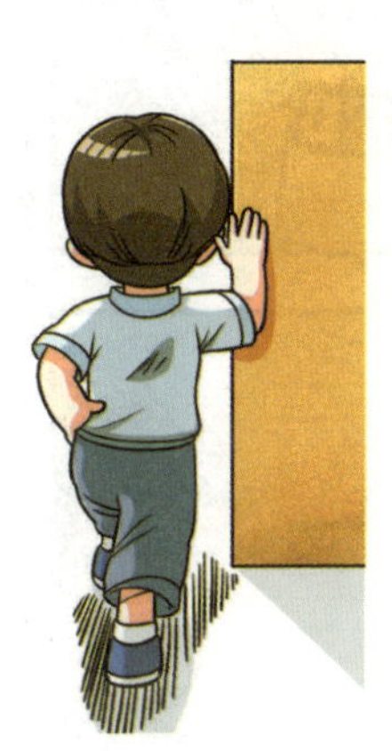

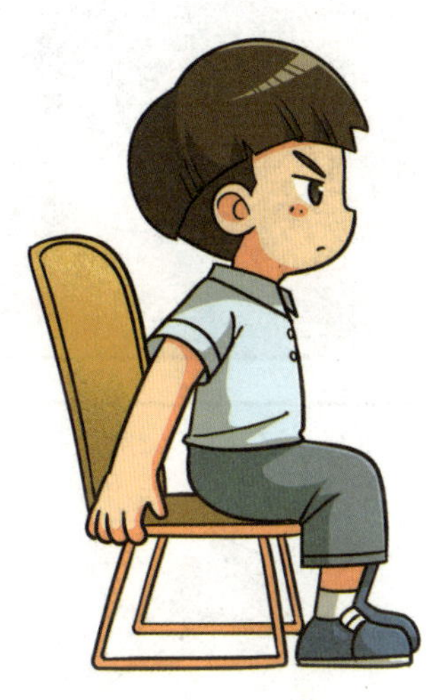

3. 腰背伸展

俯卧在地上，双腿伸直，双手放在肩膀下方。吸气时，将胸部和上身抬起，眼睛看向前方，保持几秒后放松。这个动作有助于加强腰部和背部肌肉，改善驼背。

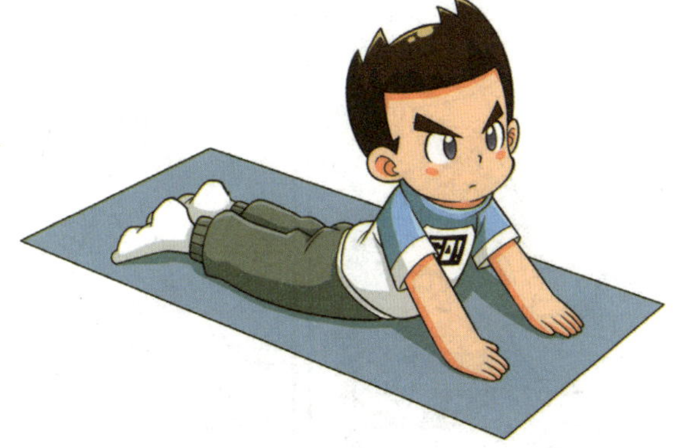

02 姿势有问题 健康会告急

不会走路的小雨

哥哥，我怎么感觉大家都在看我？
对，你头上开了朵花。
GO!

讨厌！你又胡说八道。

看我小时候多可爱啊！对了，你突然翻我小时候的照片干吗？
小雨你现在在我面前站好！

小雨，是你站立和走路的姿势出了大问题！

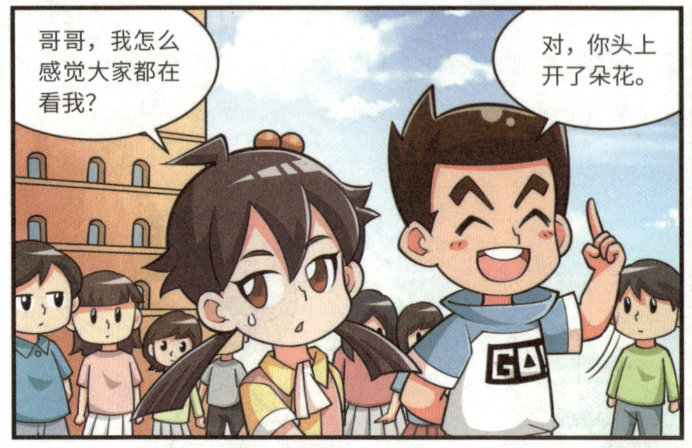

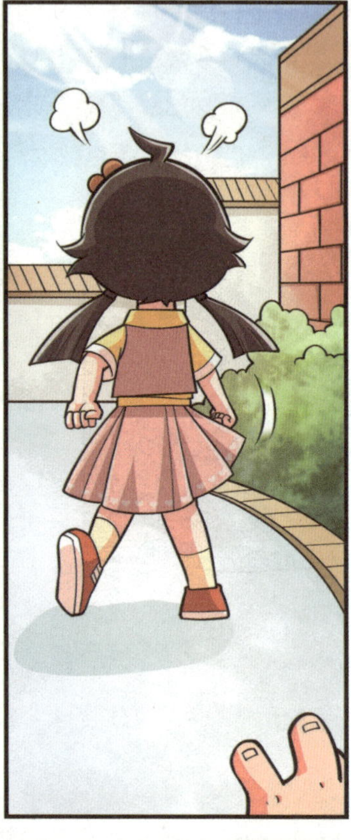

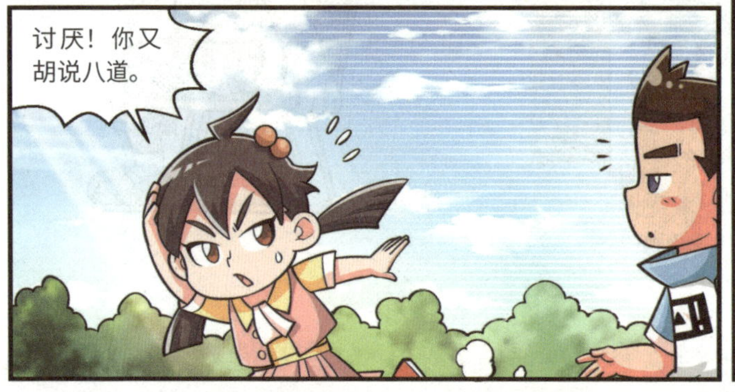

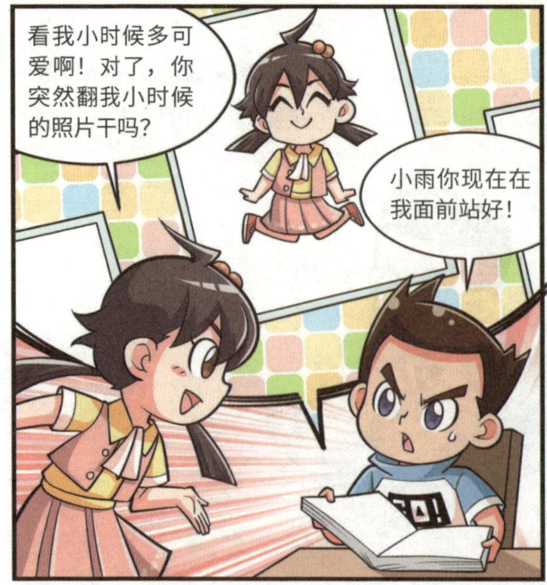

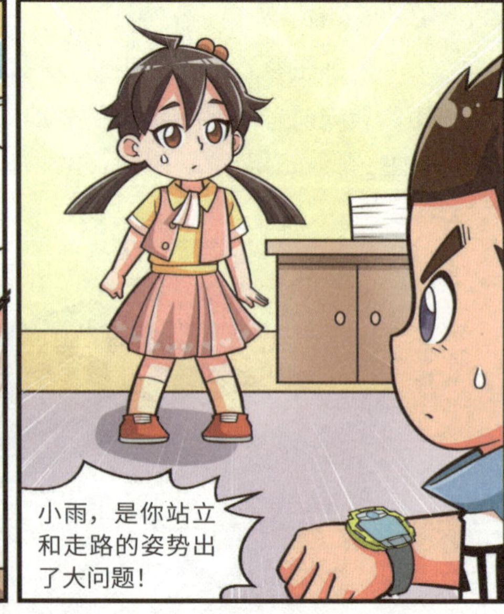

圆柱医生来了

YUANZHUYISHENGLAILE

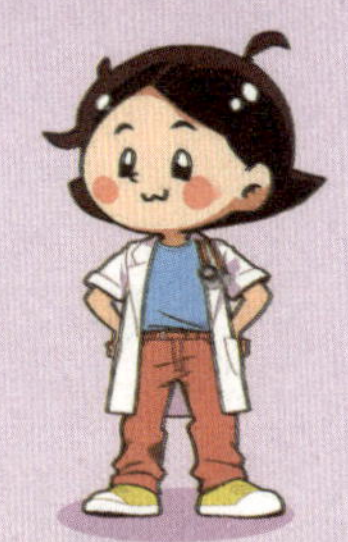

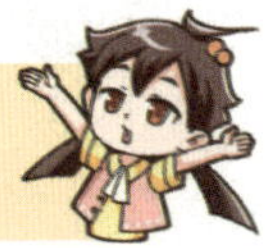

啊，啊，啊，好丢脸啊！

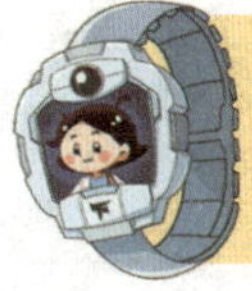

小雨，你站立和走路都是内八字，原因就出在你从小就习惯了“鸭子坐”。

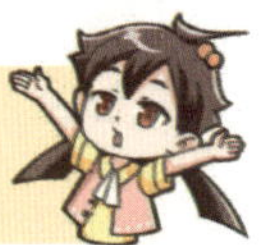

为什么从小鸭子坐，现在会成内八字，呜呜呜……

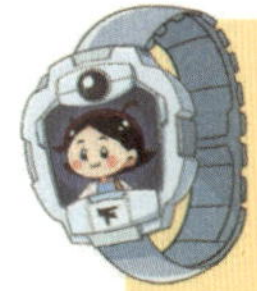

小雨，你现在这种站姿，在医学上称为“膝外翻”，俗称外八字腿，膝以下肢体向外侧翻转，站立时使得大腿和小腿在视觉上形成一个“X”形状，所以又叫 X 形腿。因为长期鸭子坐时，双腿向两侧分开并交叉，会对髋关节和膝关节产生额外的压力。长时间保持这种坐姿可能会导致臀部和大腿内侧的肌肉松弛，而外侧肌肉过度紧张，从而影响腿部的整体平衡和对称性。

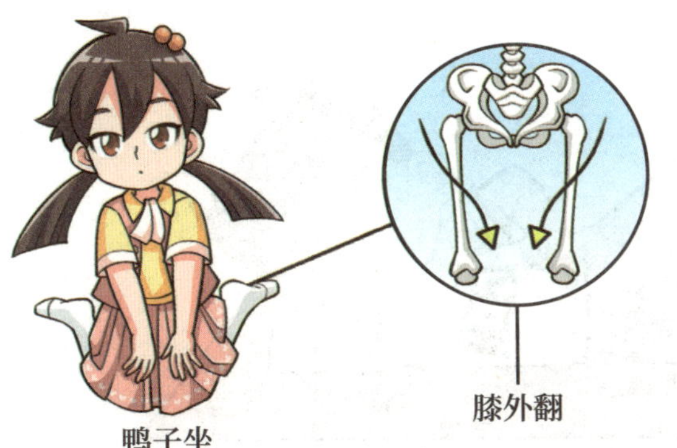

鸭子坐

膝外翻

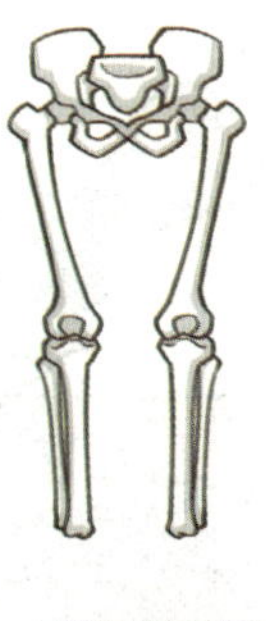

正常腿型

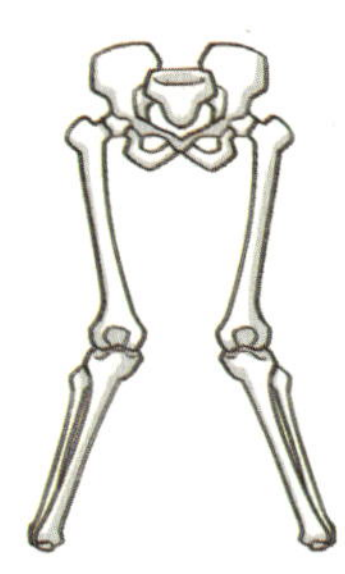

X 腿型

我现在改正还来得及吗？

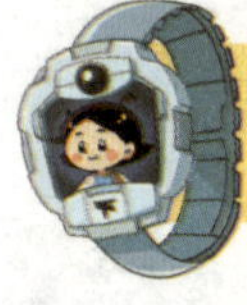

你还小，完全来得及！

运动改善体态

YUNDONGGAISHANTITAI

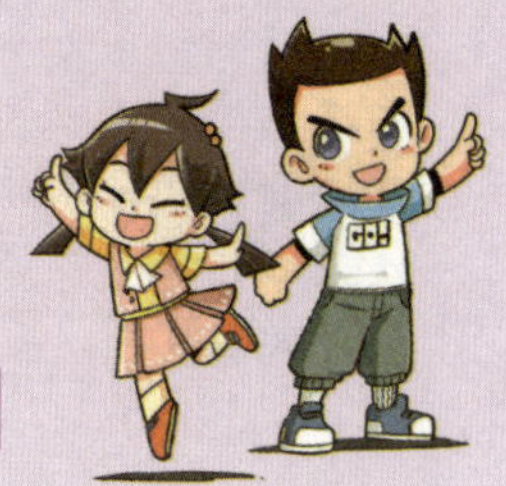

矫正 X 形腿有很多种运动，以下列举三种比较简单的，请看小龙的示范动作。

1. 侧平举腿

侧躺在地上，身体保持一条直线。

将上面的腿向上抬起，脚尖向前，保持腿部伸直。

抬腿至最高点，然后缓慢降低回到起始位置。

重复进行10~15次，然后换另一侧继续。

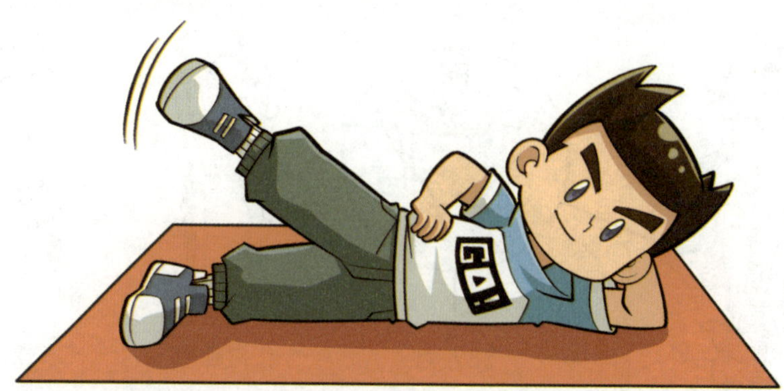

2. 臀桥

平躺在地上，双脚平放，膝盖弯曲。

吸气，提臀离开地面，使身体形成一条直线。

呼气，缓慢降低臀部回到起始位置。

重复进行10~15次。

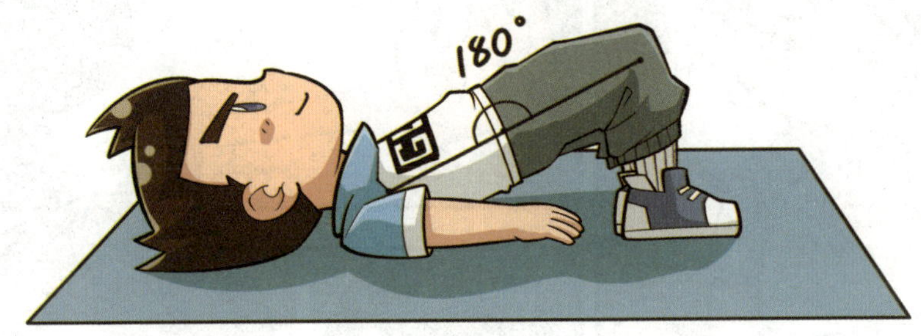

3. 深蹲

站立，双脚与肩同宽。

屈膝下蹲，臀部尽量向后下方移动，保持背部挺直。

膝盖不要超过脚尖，然后站起回到起始位置。

重复进行10~15次。

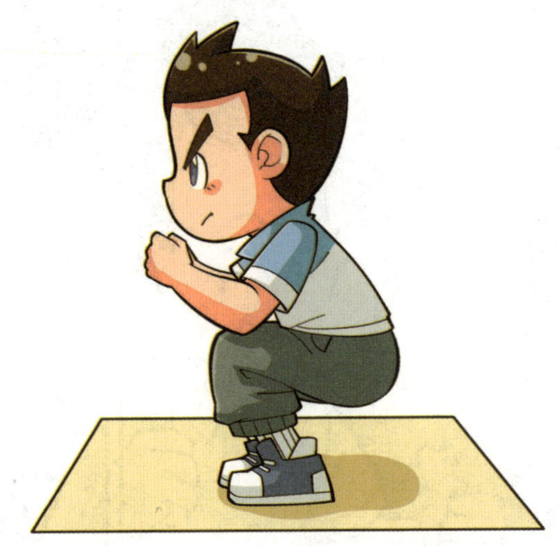

姿势有问题 健康会告急

03 单肩背包耍帅要不得

书包真重。

星星，你走那
么快干吗，等
等我呀。
哥们，你轻点
啊，疼！

星星，你怎么
是个斜肩啊！
帅呆了吧？

哎，单肩背包，还
觉得是耍帅，是要
出大问题的！

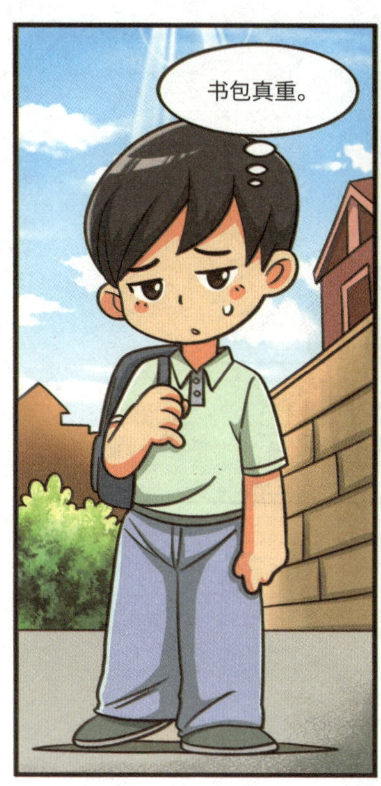

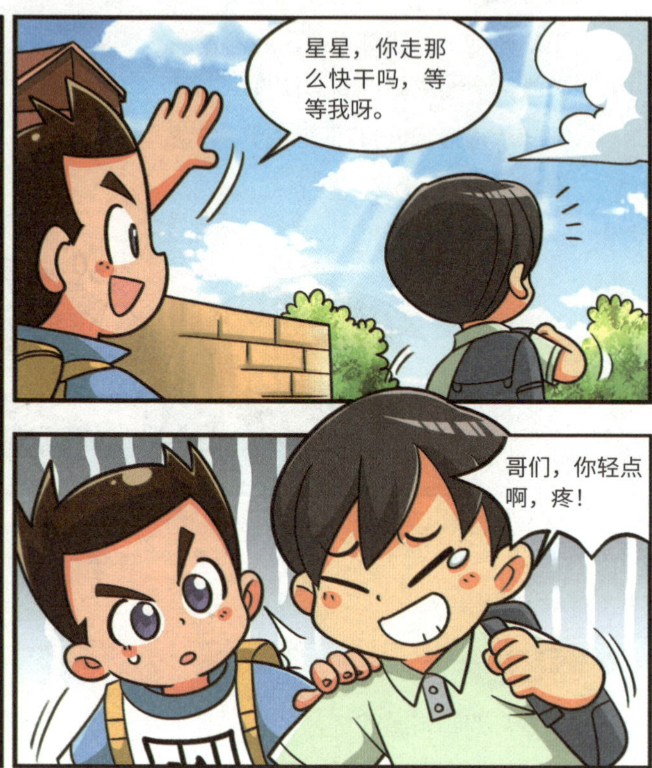

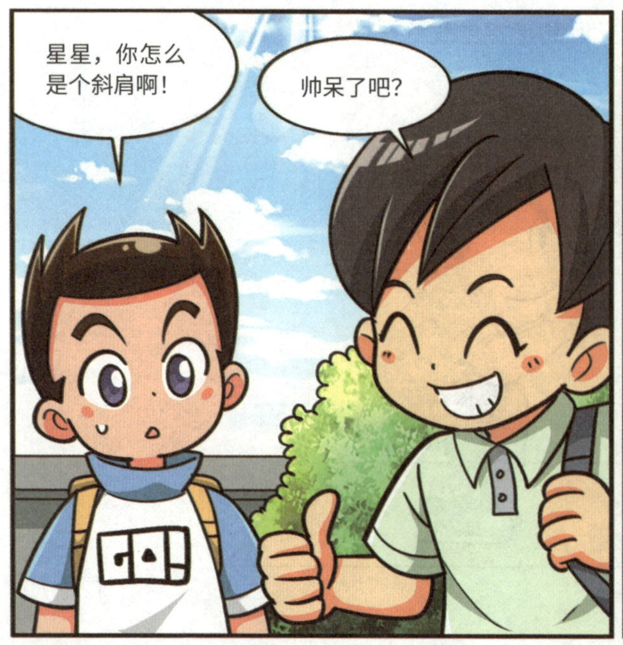

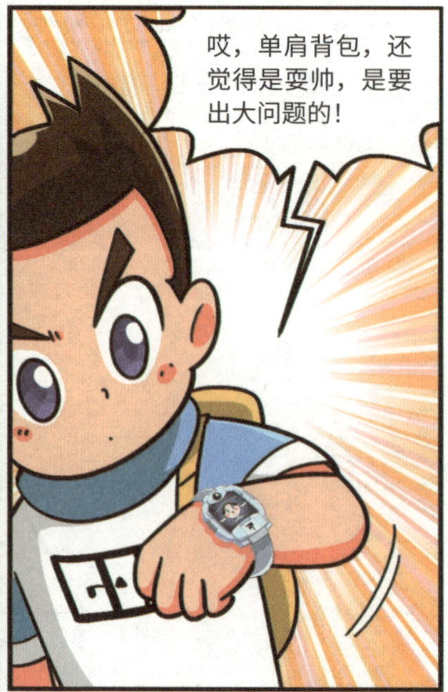

圆柱医生来了

YUANZHUYISHENGLAILE

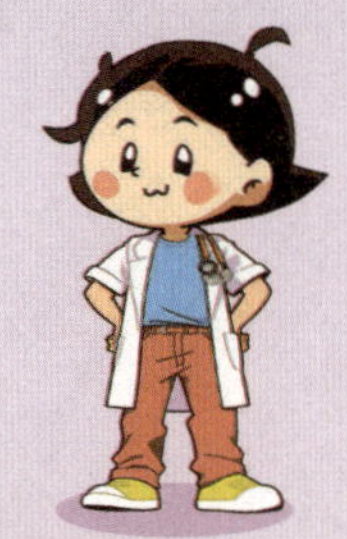

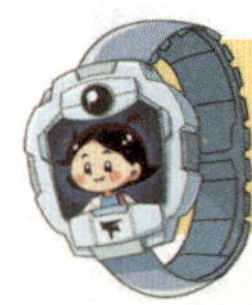

星星，单肩背包可不是耍帅哟，不及时改正要出大问题的。

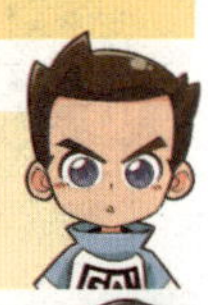

就是，我也觉得星星不太对劲的样子。

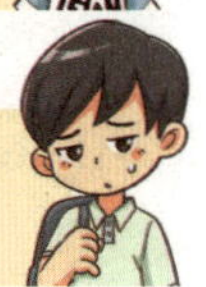

怎么了？不过刚刚小龙拍我那一下，是感觉肩膀有点疼。

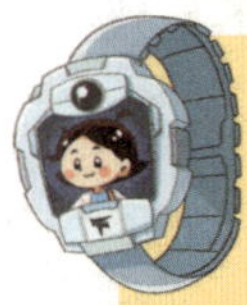

感觉到疼，就是你的身体在警告你，姿势错误！书包设计成双肩带的形式，就是为了让小学生用双肩分担书包的压力。而你却长期单肩背，书包的压力把你的肩膀往一侧拉，时间久了，脊柱也会跟着发生侧弯。

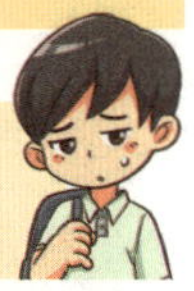

啊？这么严重！

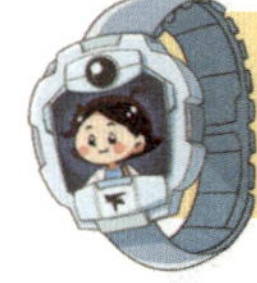

你背部的肌肉已经发力不对称了，所以小龙拍你一下才会感觉到疼。

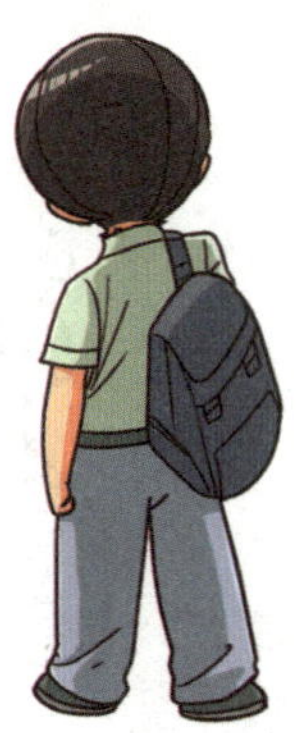

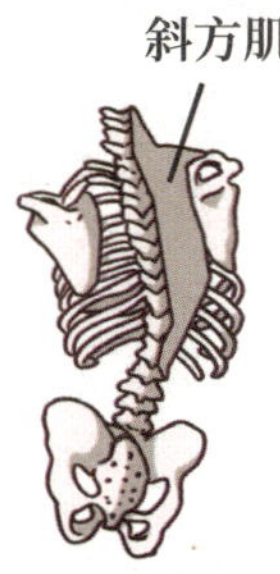

脊柱歪斜，背部两大肌肉发力不对称

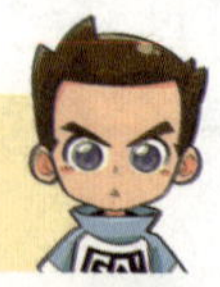

星星，还要不要帅？

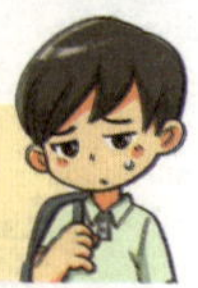

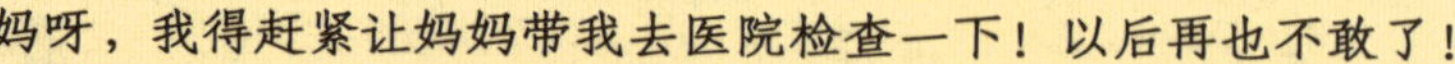

妈呀，我得赶紧让妈妈带我去医院检查一下！以后再也不敢了！

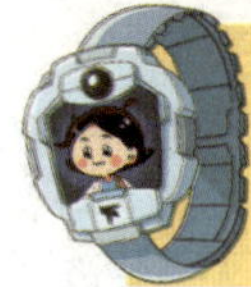

你年纪还小，还来得及恢复。我教你几组锻炼动作，你每天照着做一做，很快就会恢复了。

运动改善体态

YUNDONGGAISHANTITAI

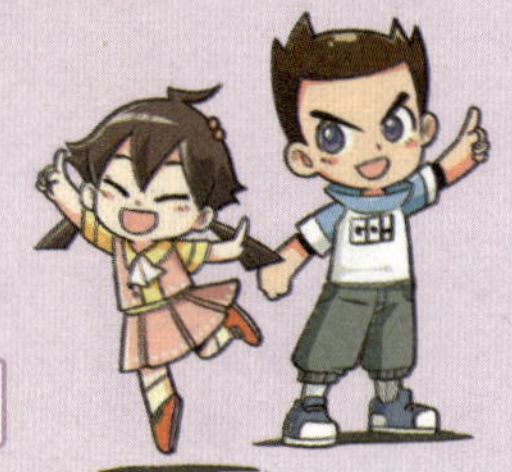

高低肩是一种常见的身体姿态问题，通常是由于肌肉力线不平衡、脊柱侧弯、不良姿势习惯等原因造成的。为了改善高低肩，可以采取以下几种康复动作。

1.斜方肌自我牵伸

一手放在头侧，另一只手放在背后，头侧的手把头向同侧压，感受到对侧颈肩部的肌肉拉伸感为宜。持续牵伸 15 秒为一次，每天 3~4 次。

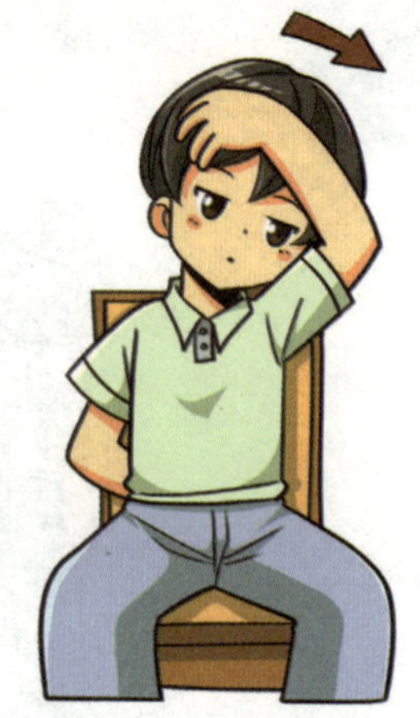

2.高侧肩关节热敷

使用热水袋、热毛巾对增高一侧的肩关节进行热敷，时间 20 分钟，温度控制在 45 度左右。热敷完皮肤有潮红为宜，以起到松解颈肩部肌肉群紧张挛缩的作用。

3.脊柱牵伸

双腿跪在瑜伽垫上，屁股朝上，尽量与腰背部成一条直线，双手尽量向前延伸拉伸背部，让整个身体都伏在瑜伽垫上。均匀地深呼吸，感受脊柱一节节向头顶方向延伸。呼气的时候下沉肩膀。保持 30~40 秒为一次，每天做 2~3 次。

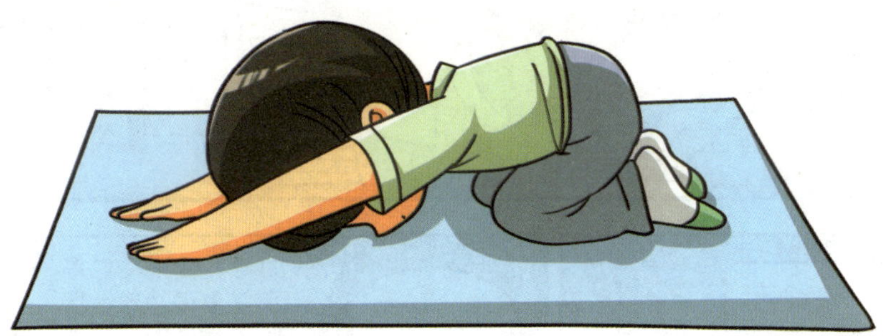

高低肩其实并不可怕，只要重视起来，保持良好的生活习惯，背双肩包，坐姿、站姿、睡姿保持脊柱直立，每天再坚持自我纠正训练，就会渐渐恢复正常。如果已经发生脊柱侧弯的情况，那还是需要寻求专业医生的帮助。

姿势有问题 健康会告急

04 伏案写字有讲究

离暑假结束
还有三天!
哥哥，陪我下
两局跳棋吧。
还有好多作
业没做，别
烦我!

赶作业第 1 天。

赶作业第 2 天。

赶作业第 3 天。
终于赶完啦！诶……
我怎么动不了了?
小雨，小雨……

怎么了?
救命，我现在觉得
脖子僵硬，连手指
都是僵硬的……动
不了啦！小雨，怎
么有两个你?
圆柱!

嘿嘿，小龙，
临时抱佛脚，
拼命赶作业，
又不注意姿
势，当然会
自食苦果!

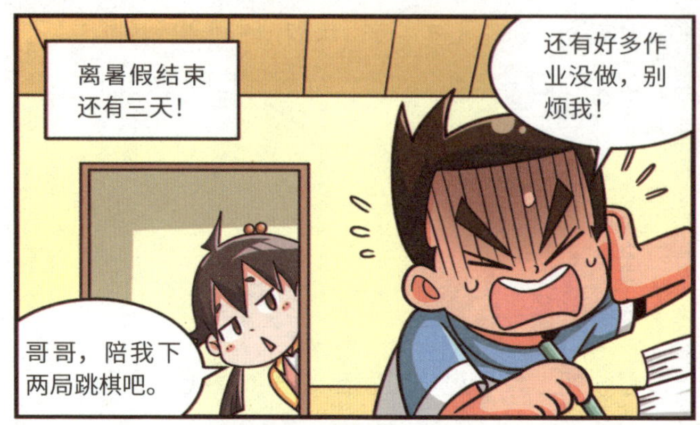

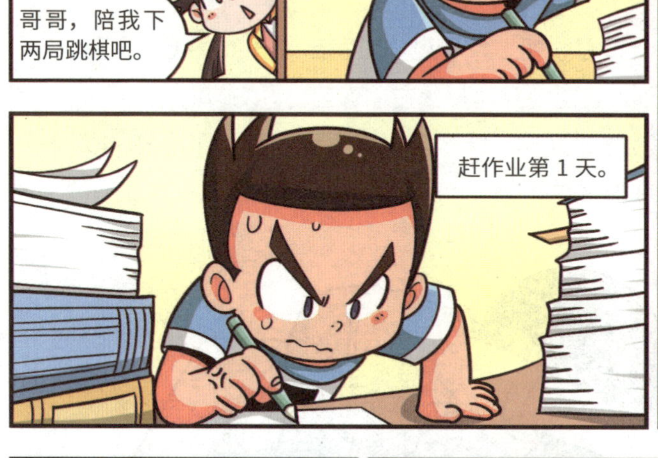

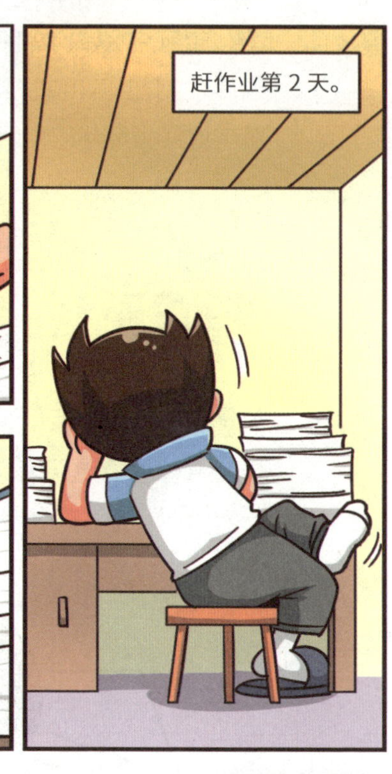

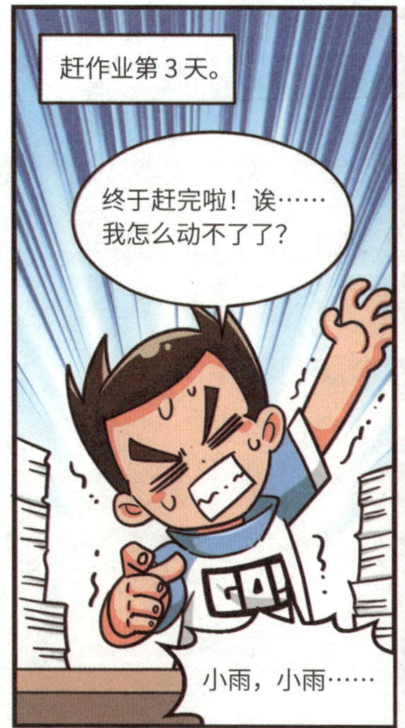

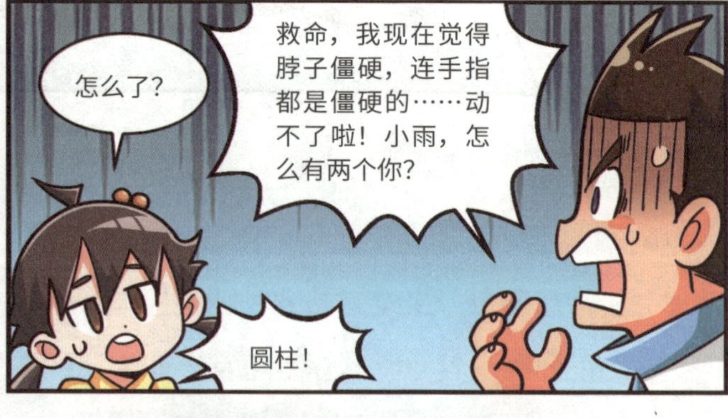

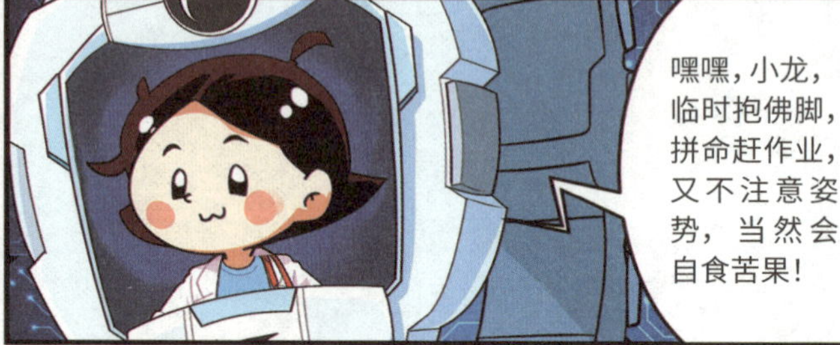

圆柱医生来了

YUANZHUYISHENGLAILE

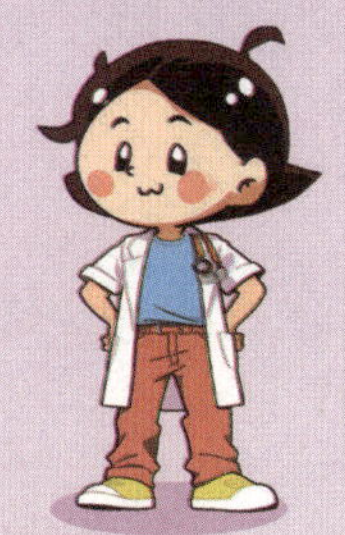

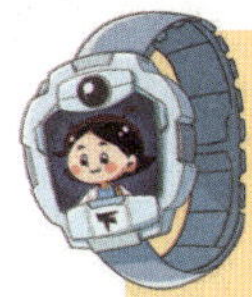

小雨，先喊爸爸来，把小龙抱到床上躺下。他这种情况躺一会就会好了。

好的。圆柱，哥哥真是赶作业赶成这样的吗？

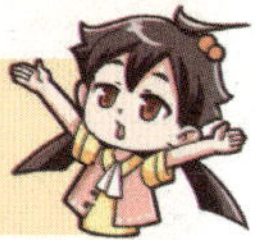

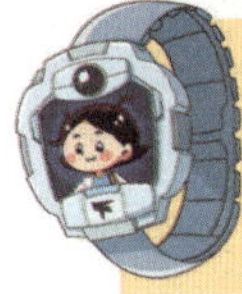

赶作业不会造成这样的后果，主要原因是小龙伏案写字时的姿势都不对！

嘿，那这小子真是活该！

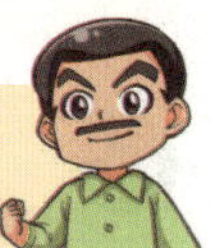

你就别说风凉话了，圆柱，小龙真的不要紧吗？

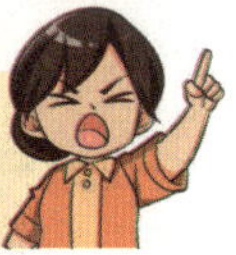

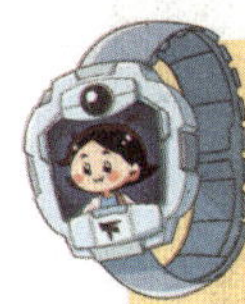

放心吧妈妈，给小龙揉揉僵硬的地方，他就会缓解过来了。但是，如果他以后还继续以这样错误的姿势伏案写字，那后果就严重了。

到底会有什么严重后果？

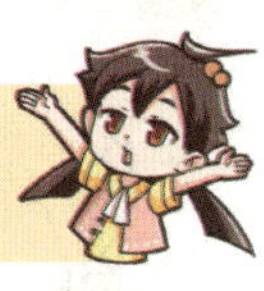

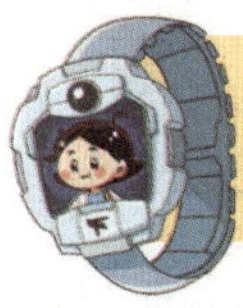

小雨你仔细听好了，并且要引以为戒哦！

长期以错误的姿势伏案写字可能会导致多种身体健康问题，这些问题可能会影响青少年的成长发育和日常生活。以下是一些可能的后果。

1.视力问题

长时间低头看书或写字，尤其是在光线不足的情况下，会增加眼睛的疲劳，可能导致近视、散光等视力问题。

2.脊柱问题

错误的姿势可能导致脊柱过度弯曲或扭曲，长期下来可能引起脊柱侧弯、驼背或其他脊柱相关疾病。

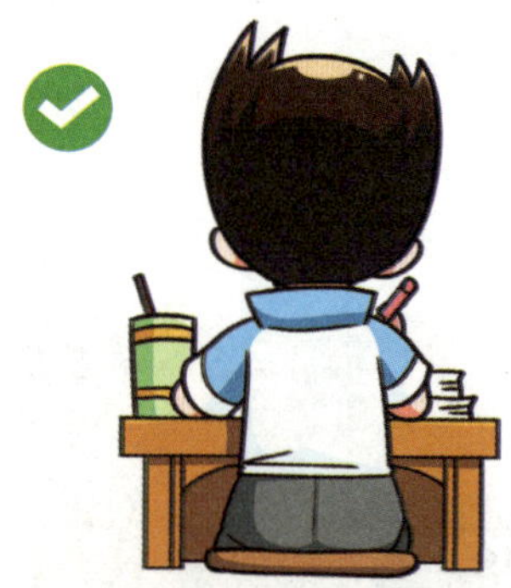

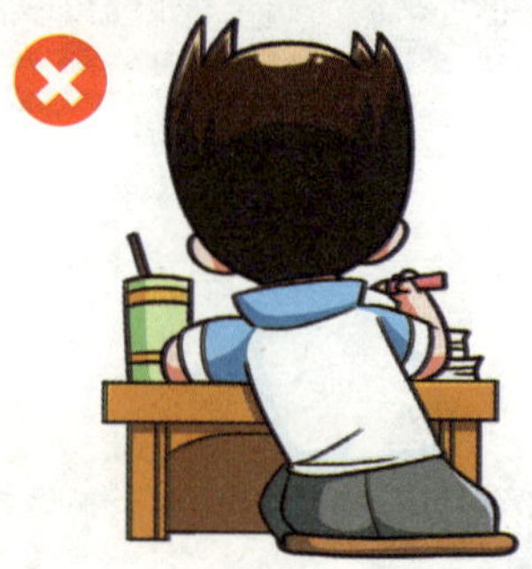

3.颈部和肩部疼痛

长时间保持不良姿势可能导致颈部和肩部肌肉紧张和疲劳，进而引发疼痛和僵硬。

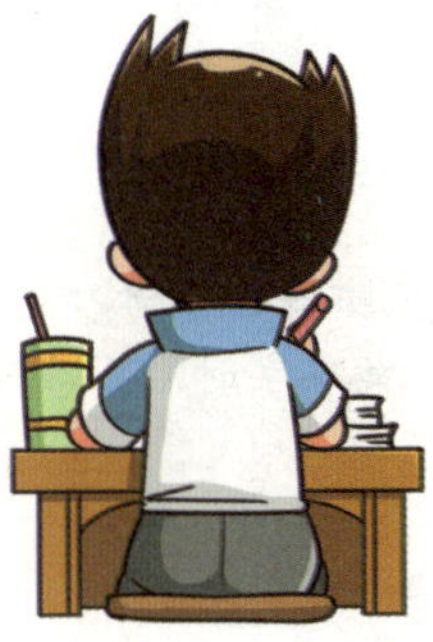

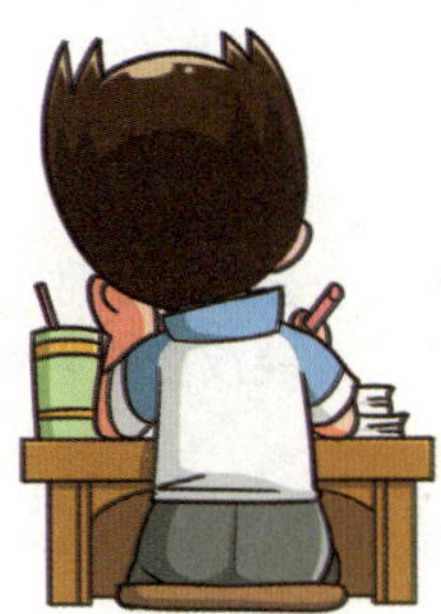

4.手腕和手指问题

不正确的握笔姿势和桌面高度不合适可能导致手腕过度弯曲，长期下来可能引起腱鞘炎、腕管综合征等手腕问题。

5.血液循环不畅

长时间坐姿不良可能导致下肢血液循环不畅，引起静脉曲张或腿部水肿。

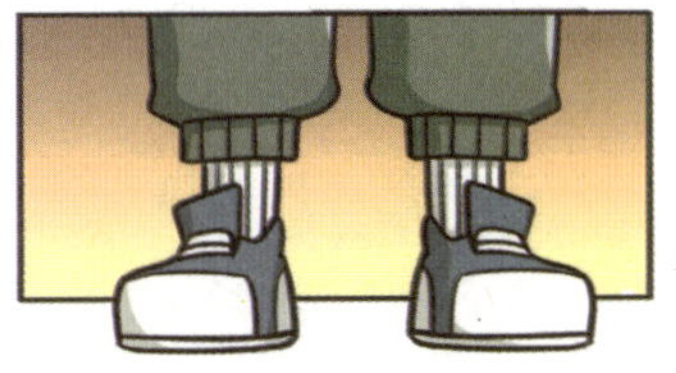

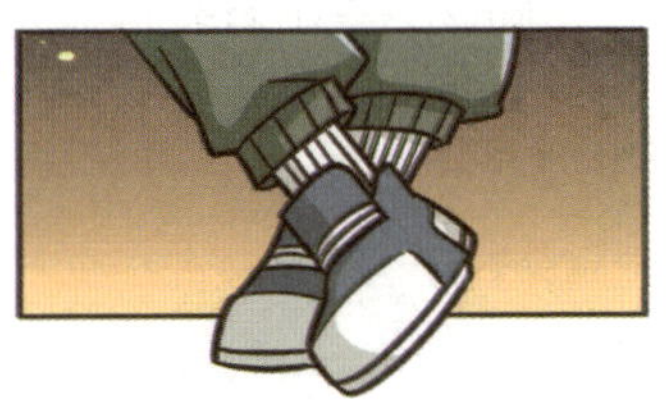

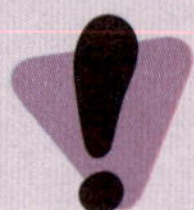

圆柱姿势指导

YUANZHUZISHIZHIDAO

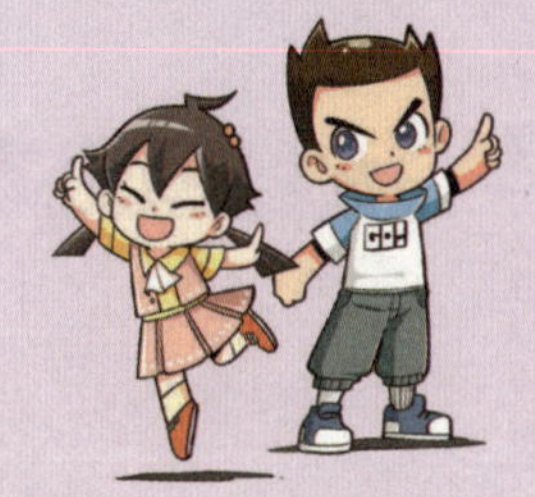

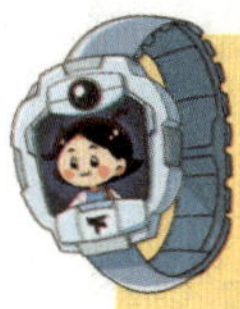

伏案写字的正确姿势对于保护视力、预防脊柱侧弯和避免手腕、肩膀疲劳非常重要。以下是一些关于伏案写字时的正确姿势要点。

1.坐姿正确

坐在椅子上时，背部应该挺直，两脚平放在地面上，膝盖与臀部保持同一水平。避免腿部交叉，腿部交叉可能会导致身体歪斜。

2.书桌高度适宜

书桌的高度应该能够让前臂自然放在桌面上。过高或过低的书桌都可能导致肩膀和颈部的不适。

3.眼睛与书本的距离

保持书本或作业本距离眼睛大约 30~40 厘米的距离。过近或过远的距离都可能导致视力疲劳。

4.书桌前的光线

确保书桌上有充足的光线，最好是自然光或不会产生眩光的柔和人工光源。避免在光线暗淡的环境中写字。

眼睛与书本的距离 30~40 厘米
正确的坐姿
充足的光线
书桌高度适宜

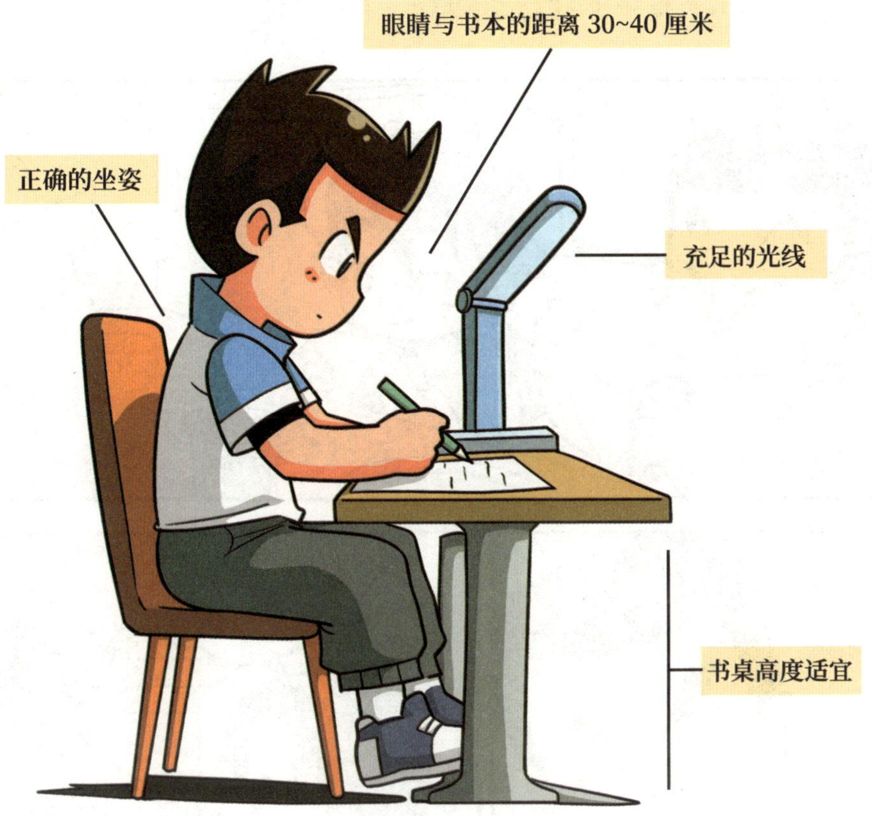

5.握笔姿势

握笔时，手指应该轻松自然，不要太用力。笔应该在食指和拇指之间，用中指支撑。避免握得太紧，握笔太紧可能导致手腕和手指疲劳。

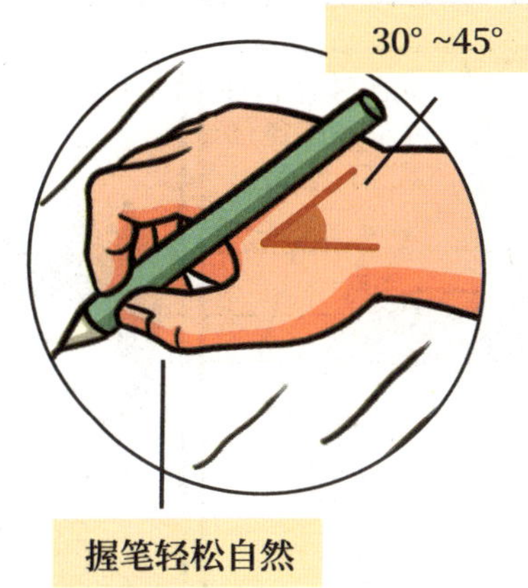

6.书写角度

书写时，笔应与水平面保持 30 ° ~45 ° 角，这样可以减少手腕的扭曲和压力。

05 姿势有问题 健康会告急

大小脸的小龙

这个三明治
真好吃啊！

最近右侧的脸颊总是感觉有些酸痛，不舒服。

天哪，小龙，我发现你右边的牙齿看起来坑坑洼洼的。

最近右边下巴也总是感觉僵硬，不灵活。

小龙，看来你只用右边牙齿咀嚼的习惯已经让你的关节出现问题了！

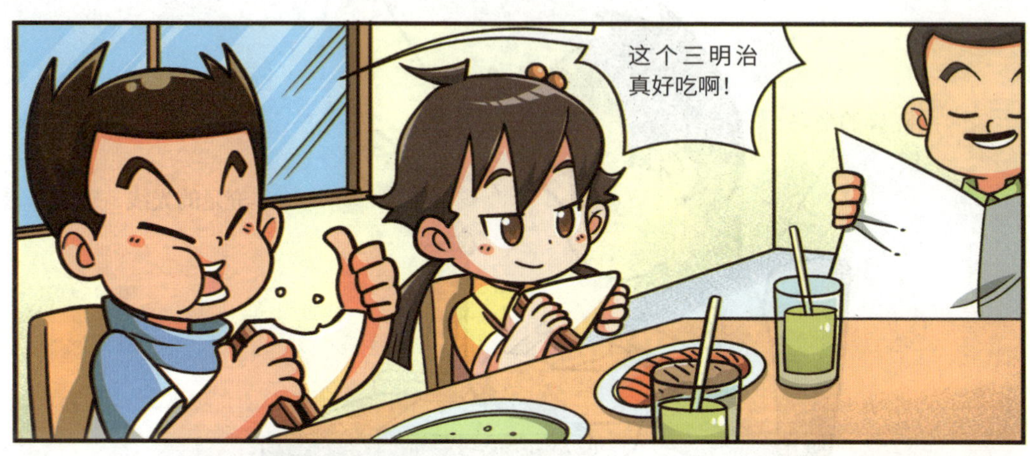

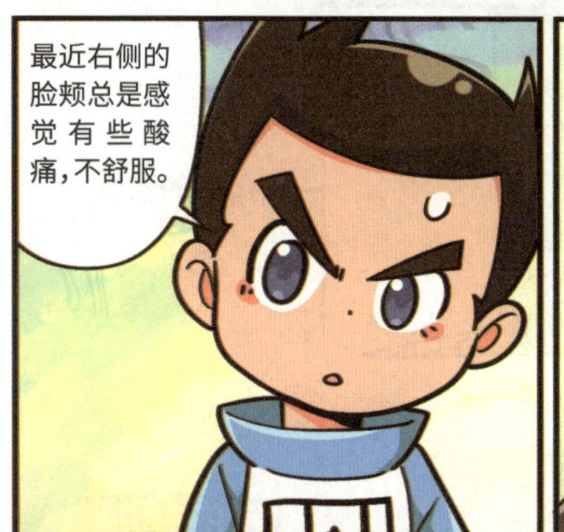

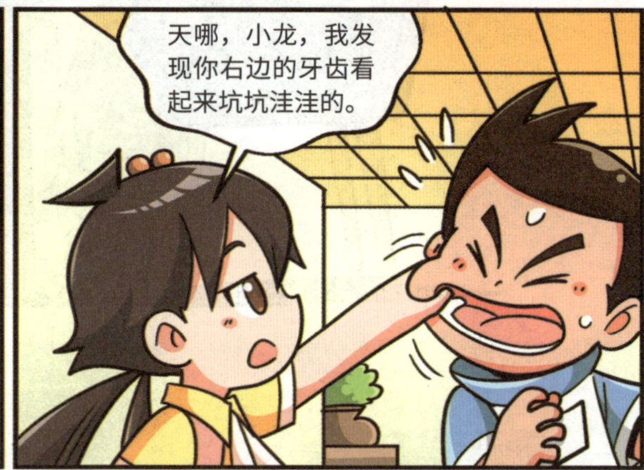

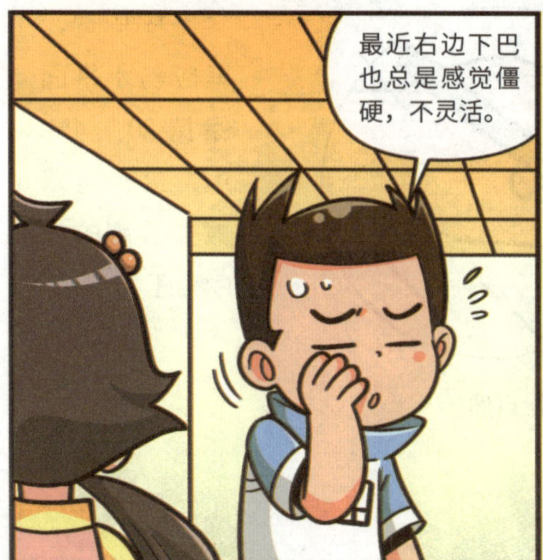

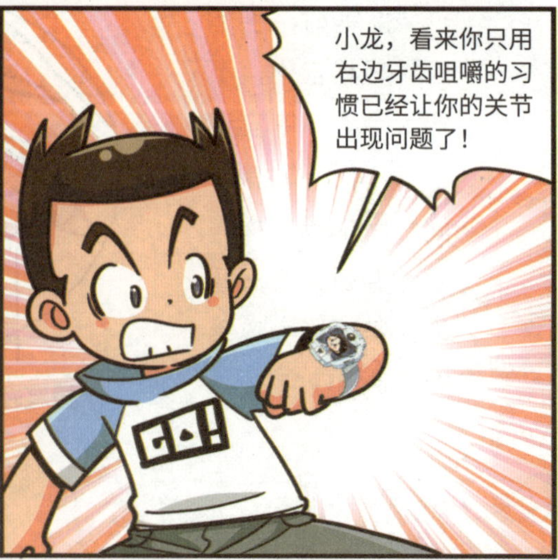

圆柱医生来了

YUANZHUYISHENGLAILE

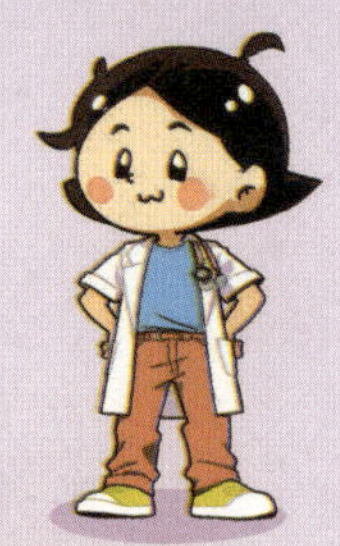

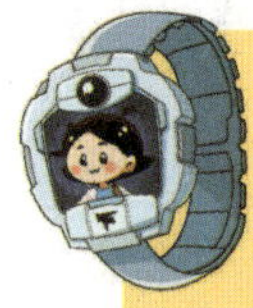

你们知道吗，我们的脸部有很多小肌肉，就像小橡皮筋一样，如果我们总是用一边嚼东西，那些小橡皮筋就会变得一边松弛，一边紧绷。

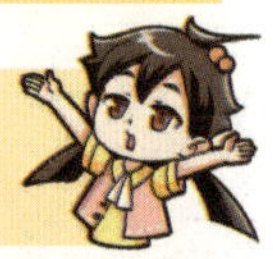

那会产生什么后果呢？

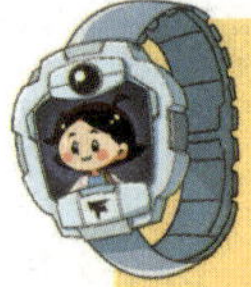

这样的话，我们的脸部可能会变得不对称，就像两个气球一个被吹得大，另一个吹得小一样。而且，总是用一边嚼，这边的肌肉和牙齿会很累，另一边却又不够强壮。长期这样会导致面部肌肉不平衡，影响颌骨和牙齿的健康。

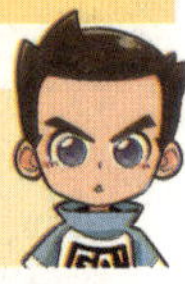

还会影响骨头？

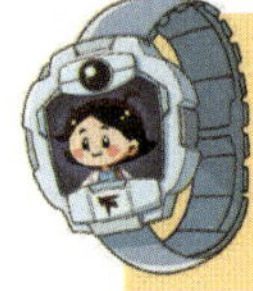

你们试试用双手捂住耳朵，用力张大和闭合嘴巴，是不是能够感觉到一个关节的开合？

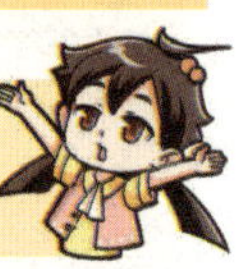

没错，我感觉到了！

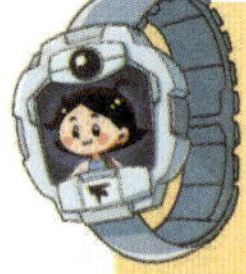

那里就叫颞（niè）下颌关节，它是连接你的下颌骨和颅骨的关节，让你能够开口说话、嚼食物，甚至是做出各种面部表情。它就像是你嘴巴的门铰链一样，让你的下颌能够在不同的方向上活动。但是，长期单边咀嚼，可能会导致颞下颌关节出问题，造成咀嚼困难、面部疼痛，甚至引发头痛和耳鸣等不适症状。

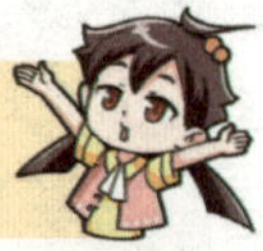

小龙，完蛋了，你要变成一个大小脸、烂牙齿还掉下巴的小孩了！

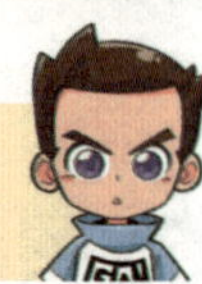

少说风凉话！我从今天开始就会改正的！

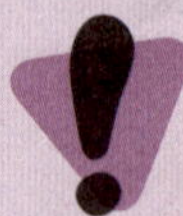

运动改善体态

YUNDONGGAISHANTITAI

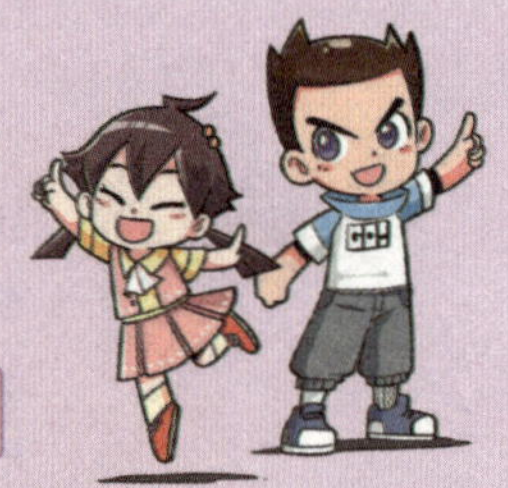

1.均衡咀嚼

无论吃什么食物，都要尽量用两边的牙齿交替咀嚼，保持咀嚼肌的均衡运动。

2.定期检查牙齿

定期去牙科进行检查，确保牙齿健康，及时治疗牙齿问题，避免因疼痛而养成单边咀嚼的习惯。

3.面部锻炼

可以做一些简单的面部肌肉锻炼，如微笑、吹气，还有下面的两种运动，可以帮助增强面部肌肉的均衡性和力量。

❶颌部慢慢开合运动

方法：坐直，放松肩膀和颈部。慢慢地，将下颌往下张开，直到感到轻微的舒展。然后，慢慢地闭合下颌，直到牙齿轻轻接触。

次数：重复 10~15 次。

注意事项：动作要缓慢轻柔，不要用力咬合。

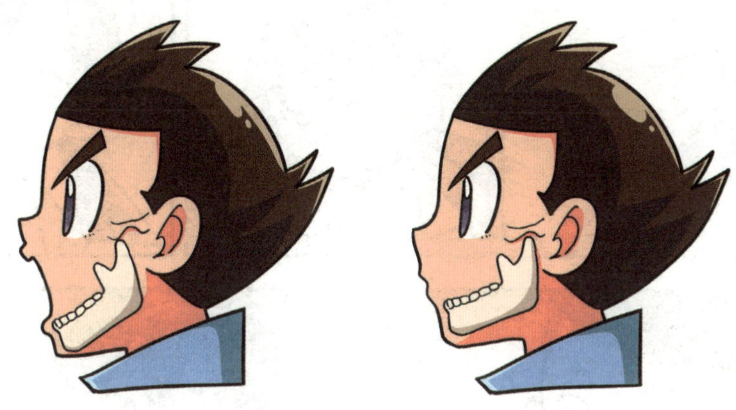

❷侧向颌部移动

方法：坐直，微微张开嘴巴。然后，慢慢地将下颌向左侧移动，直到感到轻微的拉伸。保持几秒钟，然后回到中间位置。接着，再向右侧移动下颌，同样保持几秒钟。

次数：每侧重复 5 次。

注意事项：动作要平稳，不要用力。

06 姿势有问题 健康会告急

并不可爱的单手托腮

一段时间后。

小雨，你脖子不舒服吗？
是啊，感觉有点酸，可能是坐太久了。

你好像很喜欢左手托着腮帮子看书呢。
你不觉得这样的我很可爱吗？还有，大家不都是这样的吗？这样不会累啊。

昨天晚上爸爸也是这么跟我聊天，圆柱告诉我这种姿势不对呢！
没错，小雨，你得改改你的习惯了。

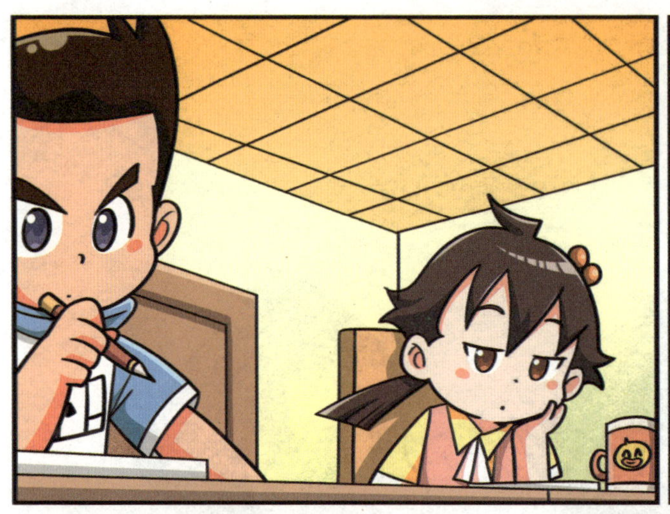

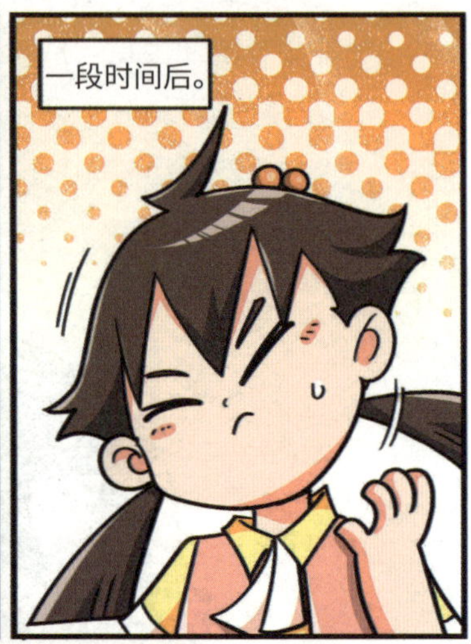

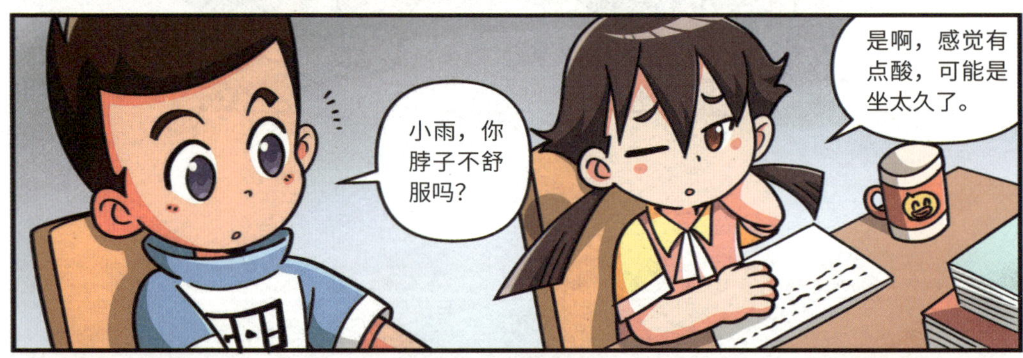

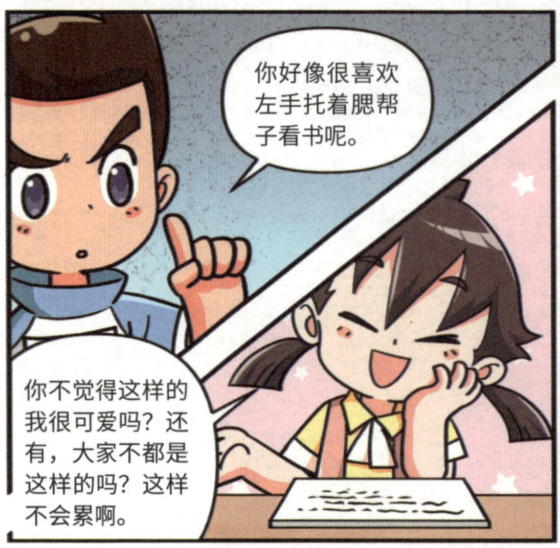

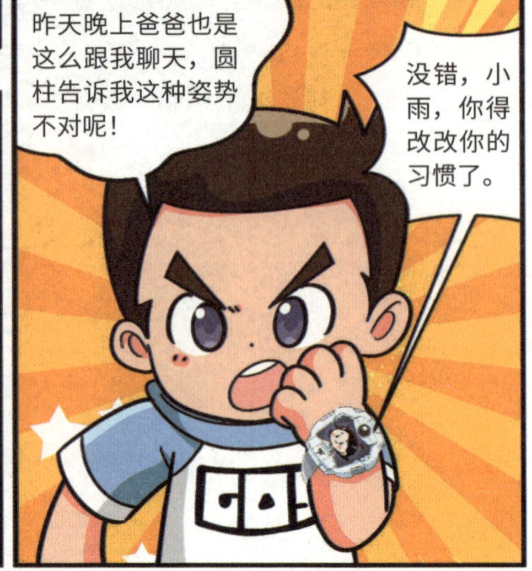

圆柱医生来了

YUANZHUYISHENGLAILE

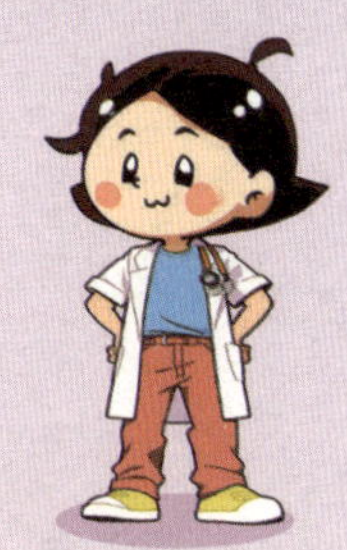

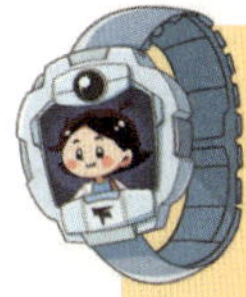

单手托腮看起来是个小动作，但它实际上对我们的脊柱和肩部肌肉有很大影响。首先，这个姿势会导致脊柱的生理曲度发生改变，长期下来可能导致脊柱侧弯。

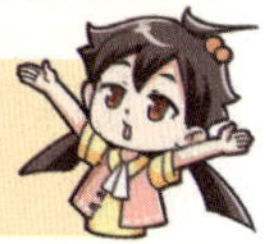

啊？只是这么个小习惯就会有这么大影响？

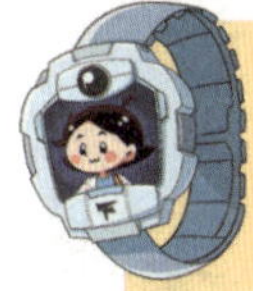

没错，有些人觉得自己锁骨一个高一个低，脸也歪了，有可能就是这个原因哦。

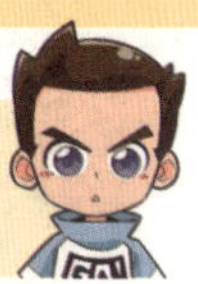

那除了脊椎，你刚才说对肩部肌肉也有影响？

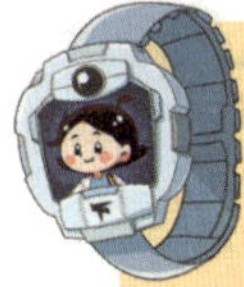

当然有。这个姿势还可能导致肩部和颈部的肌肉发展不平衡，由于只用一只手支撑，这会导致身体一侧的肩部和上肢肌肉承受更多负担，长期这样可能造成肌肉发展不对称。为了更舒适地托腮，人们可能会不自觉地倾斜身体或头部，这可能导致不良姿势，进而影响肩部肌肉的正常功能。

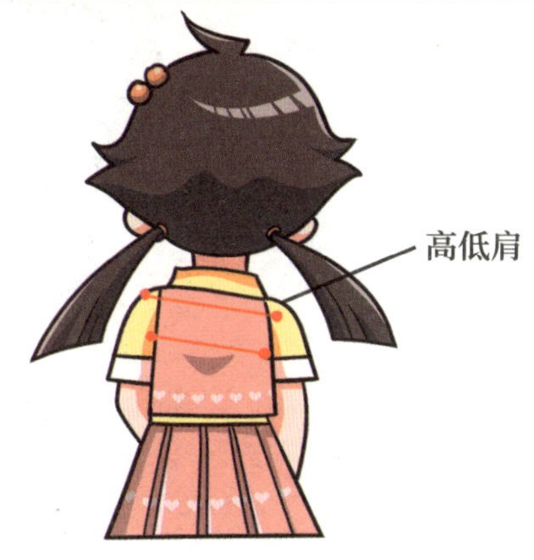

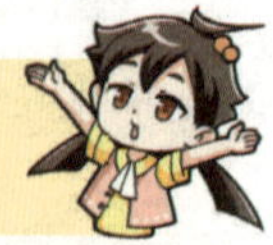

没错！妈妈就总是说我喜欢伸脖子，体态很丑。

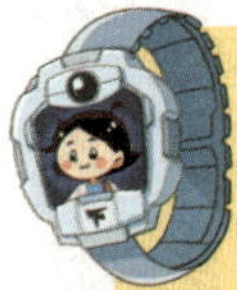

你得意识到这个姿势的危害，并有意识地避免长时间保持它。可以尝试用双手支撑下巴，或者调整书桌和椅子的高度，保持头部和书本的合适距离。每隔一段时间，做一些颈部和肩部的伸展运动，放松肌肉，促进血液循环。

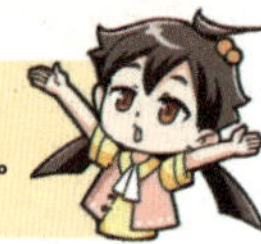

好的，我明白了。从今天开始，我要注意改正这个坏习惯了。

运动改善体态

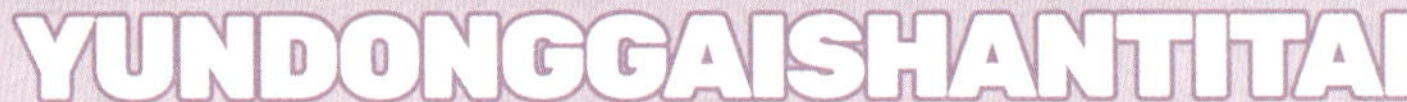

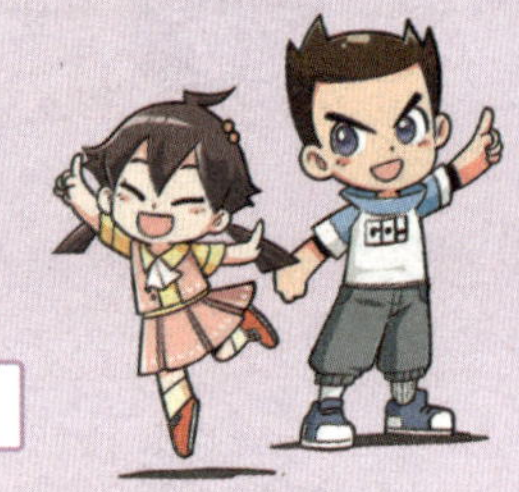

1.颈部伸展

坐直，双手自然放在腿上。

缓慢将头部向一侧倾斜，尽量使耳朵靠近肩膀，感受颈部的拉伸。

保持 20~30 秒后，回到正位，然后换另一侧继续。

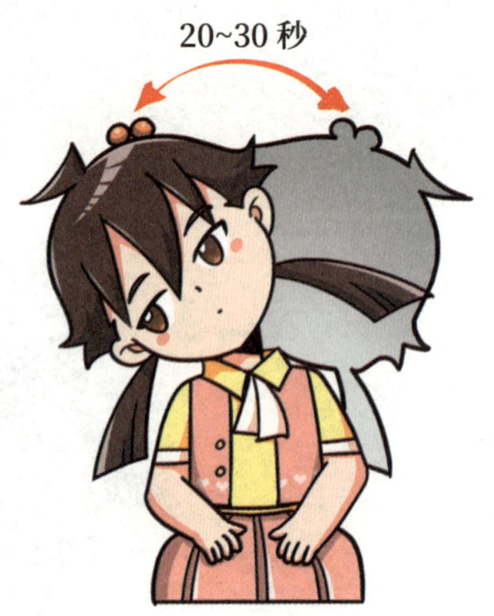

2.肩部旋转

站立，双手放在肩膀上，做出“画圆”的动作。

先向前画圆，再向后画圆，每个方向做 10 次。

这个动作可以帮助放松肩部肌肉，增加肩关节的灵活性。

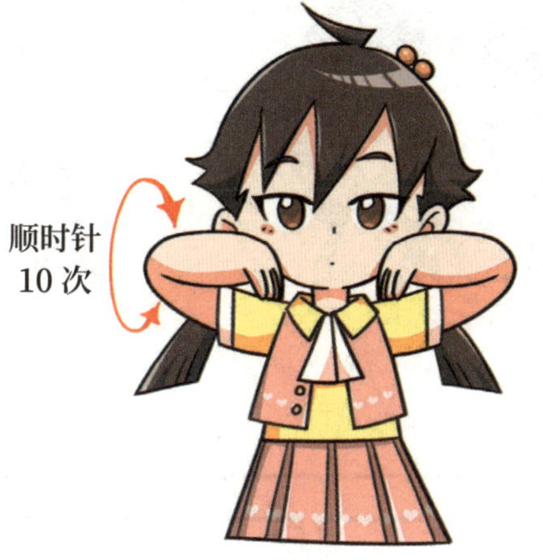

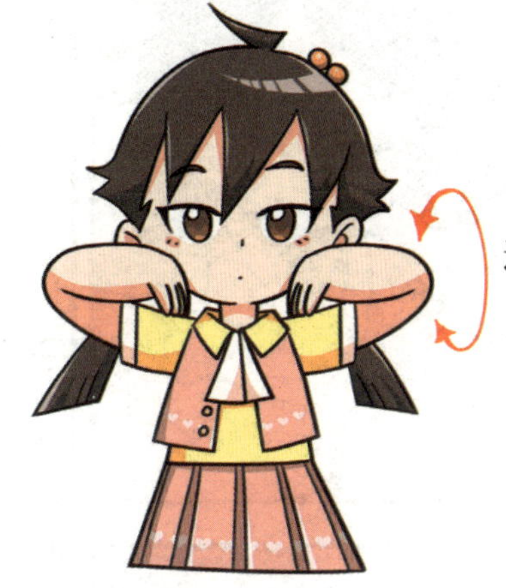

3.颈部屈伸

站立，双脚与肩同宽。

缓慢向前低头，尽量用下巴触碰胸部，然后慢慢抬头，仰望天花板。

重复进行 10~15 次，有助于恢复颈椎的正常活动能力。

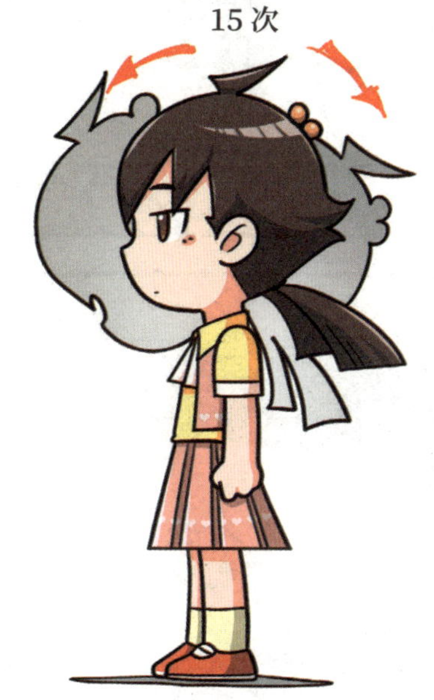

姿势有问题 健康会告急

07 妈妈睡落枕了

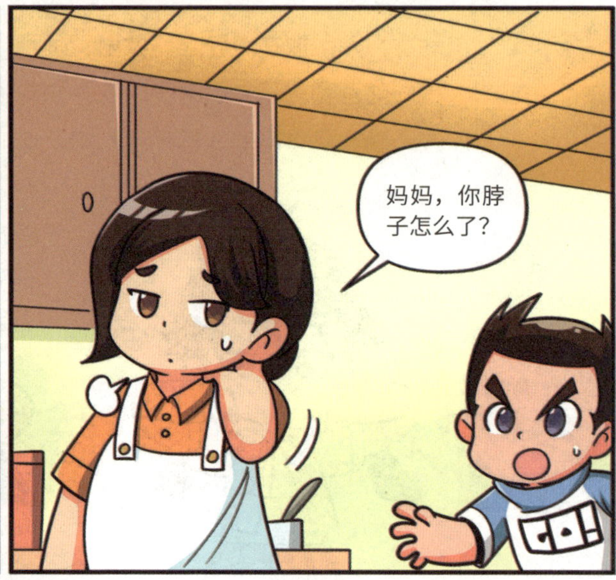

我昨晚可能睡姿不好，早上起来就落枕了。

妈妈，您昨天晚上是用什么姿势睡觉的还记得吗？

圆柱，你知道为什么会落枕吗？有什么办法可以缓解吗？

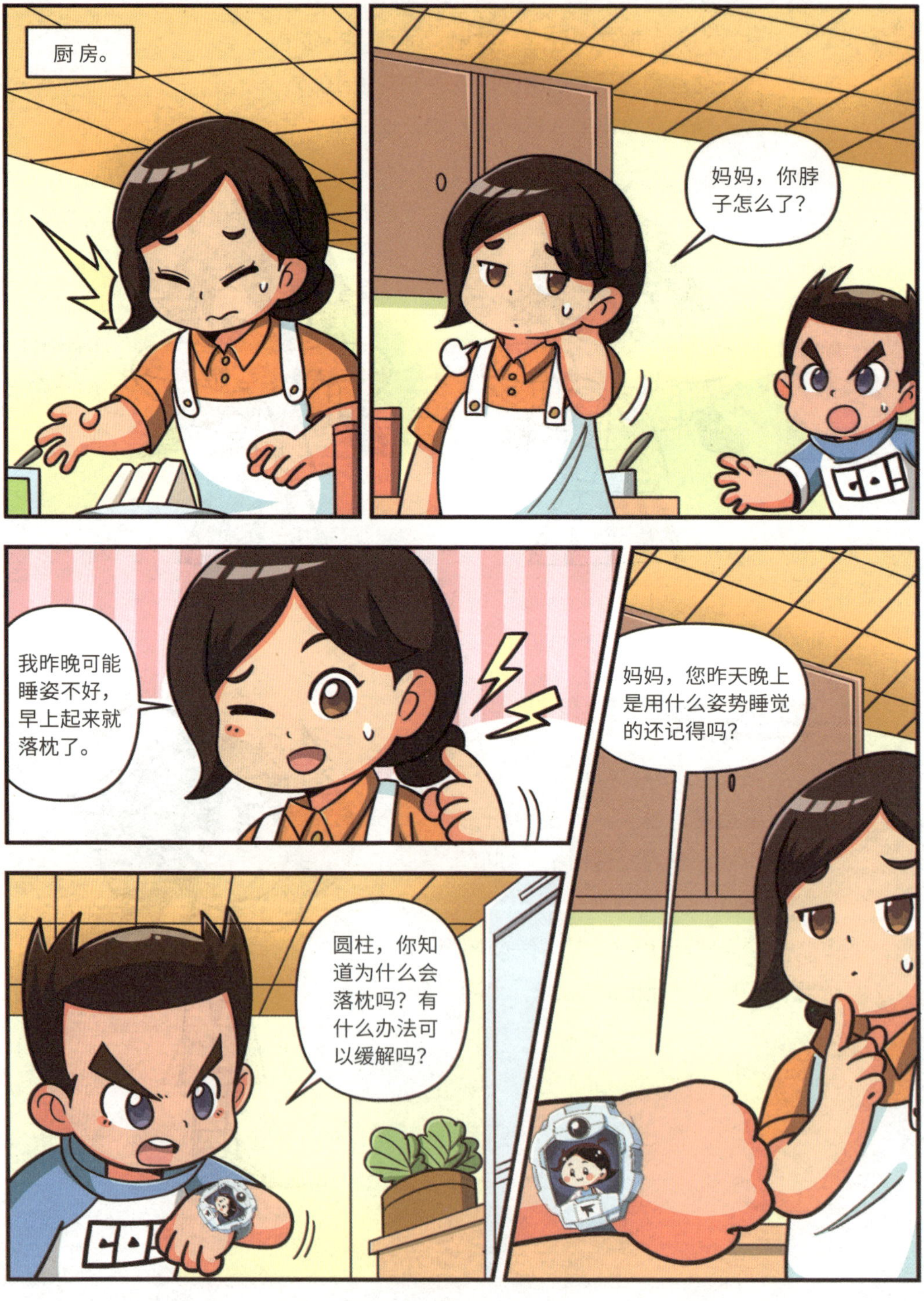

圆柱医生来了

YUANZHUYISHENGLAILE

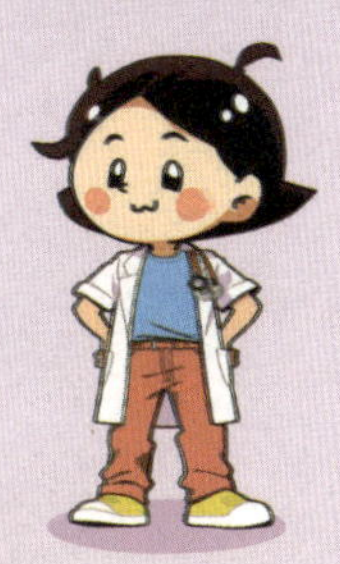

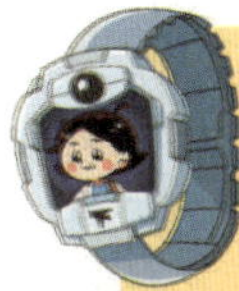

落枕属于颈部软组织急性扭伤或炎症，通常由以下因素诱发。一是睡姿不正确。睡觉时趴着、头歪向一侧或者身体过度蜷曲，都会让颈部一侧的肌肉因长期处于拉伸状态而产生痉挛。二是枕头不合适。枕头过高、过低、过软或者过硬，都会使颈部肌肉处于过度拉伸或者屈曲的状态，从而导致肌肉痉挛。三是颈部受凉。这种情况常发生在夏季，很多年轻人在晚上睡觉喜欢开空调，颈部长时间暴露在低温环境下会使血液流通不畅，进而导致肌肉僵硬、疼痛。

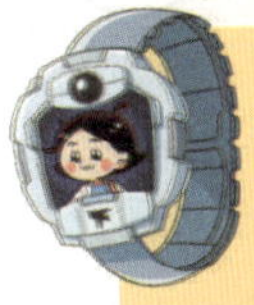

但是真正的原因是，长期伏案工作或者长时间低头看手机等，使颈部肌肉长期处于过度使用的状态，其弹性也相应变得越来越差。这时，如果再遇上偶尔的睡姿不当、枕头不适或者受凉，就很容易造成落枕。另外，长期姿势不良导致颈椎病加重会引起四肢麻木、乏力、头晕等。

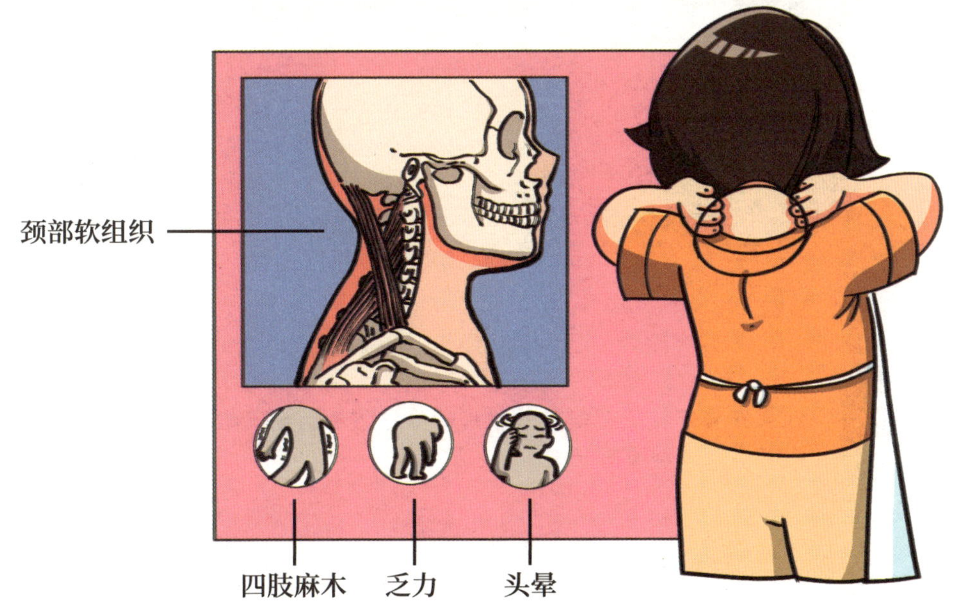

那我们能怎么帮助妈妈缓解呢？

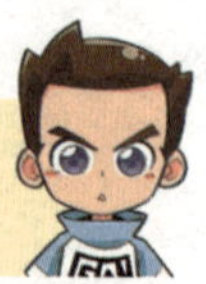

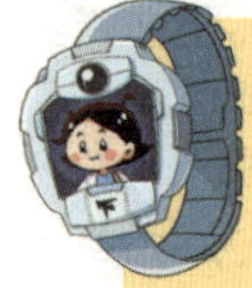

可以用热毛巾敷疼痛部位，促进血液循环和帮助紧绷的肌肉放松；适当的按摩推拿也能放松肌肉，但要避免用力过猛或错误手法，所以要找专业人士比较好；如果疼痛无法缓解，尽快就医治疗。

那么有什么方法可以预防落枕吗？

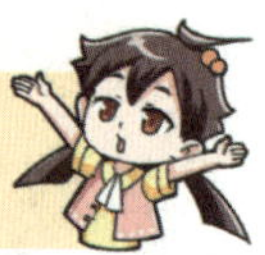

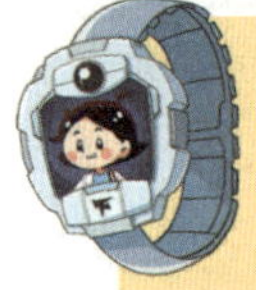

选择合适的枕头，避免颈部肌肉过度拉伸或屈曲，同时保持良好的睡眠习惯，避免长时间保持一个姿势。日常加强颈部肌肉的锻炼也很重要，可以提高肌肉的弹性和耐受力。

这已经不是我第一次落枕了，是不是身体出了什么问题？

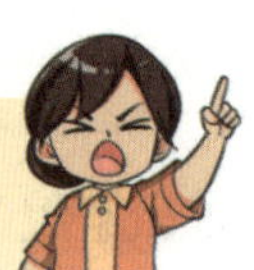

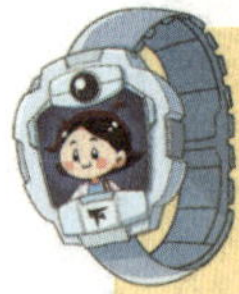

如果频繁落枕，可能是颈椎病的早期信号，建议您抽空去医院进行专门的检查和治疗。

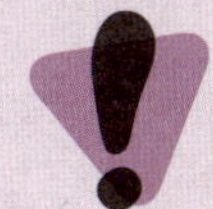

运动改善体态

YUNDONGGAISHANTITAI

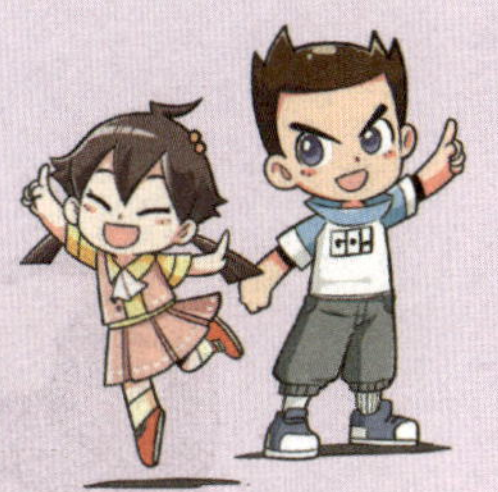

落枕这件事，预防起来并不难。不要长时间低着头，经常耸耸肩、转转头、伸个懒腰就可以有效预防落枕。

耸肩 保持身体直立，身体放松，双肩向上耸，保持3秒不动，然后深呼吸，头部尽量缓慢地往后仰。可以连续做10～15次。

头部运动 缓慢地向上抬头，向下低头，向左、向右转头。

伸懒腰 保持站立姿势，双手用力举过头顶，同时旋转颈部，每30～60分钟做1次。

正确的睡眠姿势因人而异，以下几个要点请注意。

1.仰卧

这种姿势可以保持头、颈部和脊柱在一条直线上，有助于身体在夜间得到充分休息。对于大多数人来说，仰卧是最推荐的姿势，仰卧时可以在膝关节下垫一个枕头，缓解腰部压力。

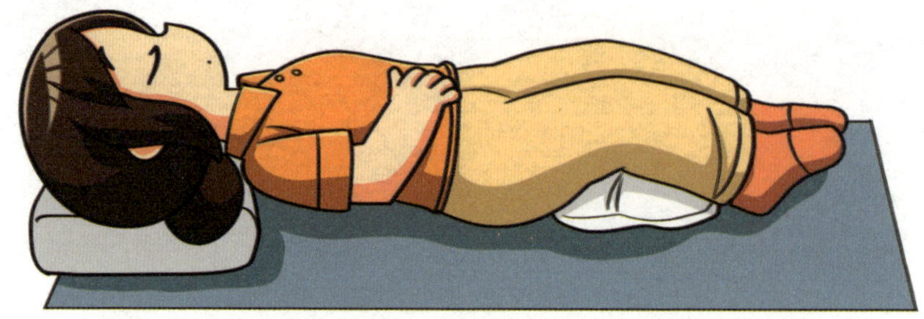

枕头高度适中，膝下垫枕头，减轻腰部压力。

2.侧卧

侧卧位是适合大多数人的睡姿，特别是对于有睡眠呼吸暂停症状的人来说，侧卧可以减少呼吸问题。侧卧时，确保枕头能给肩膀足够的支撑。

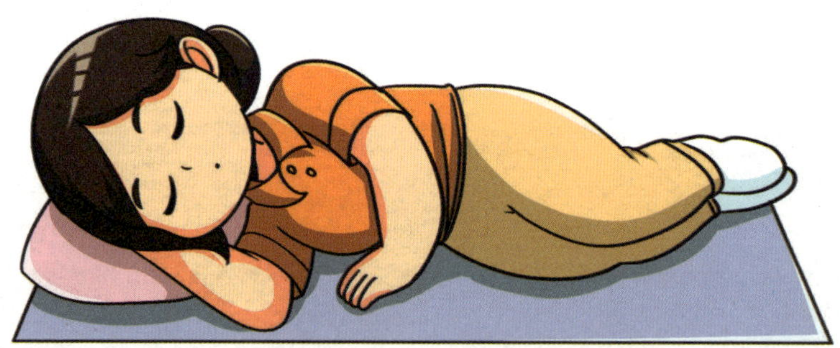

3.侧卧位的调整

侧卧时，可以在膝盖之间夹一个枕头，以保持腿臀之间的适当距离，有助于放松腰背部。

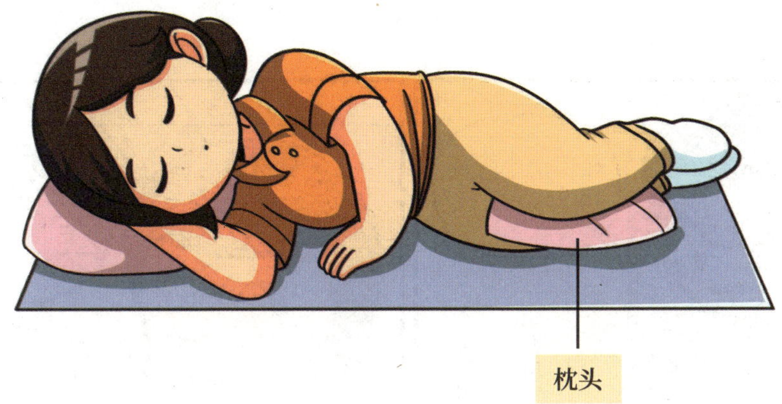

4.枕头的选择

选择一个合适的枕头对于保持良好的睡眠姿势至关重要。枕头的高度和宽度应适合个人的体型，以支撑颈部并保持头部、颈部和脊柱的对齐。

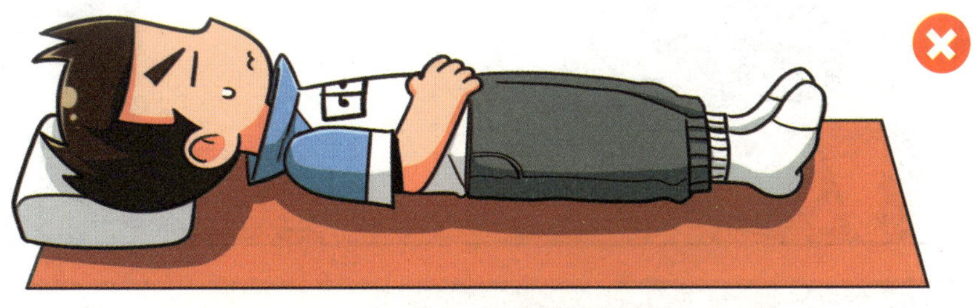

枕头只睡一半，颈椎悬空，不宜。

5.避免俯卧

俯卧可能会引起呼吸不畅、背部和颈部疼痛，对内脏产生压迫，并使肌肉和关节承受巨大压力。

08 你会上厕所吗

唉，家里的马桶怎么又坏了。

只能先用蹲便器了，真不方便。

你这是怎么了？肚子疼？

最近几天不知道怎么回事，突然便秘了。

爸爸，您这是不适应蹲便器了吧。

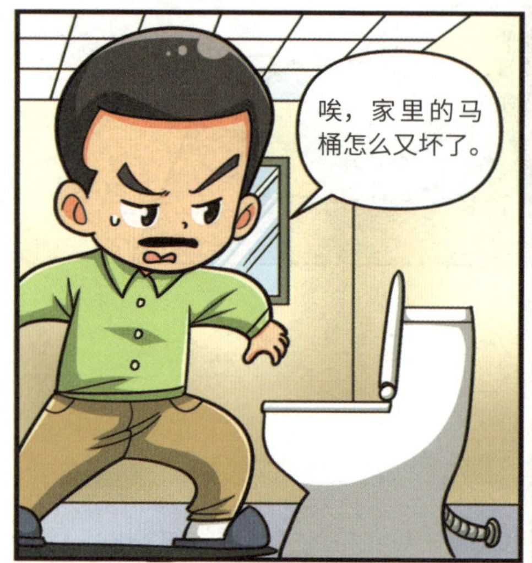

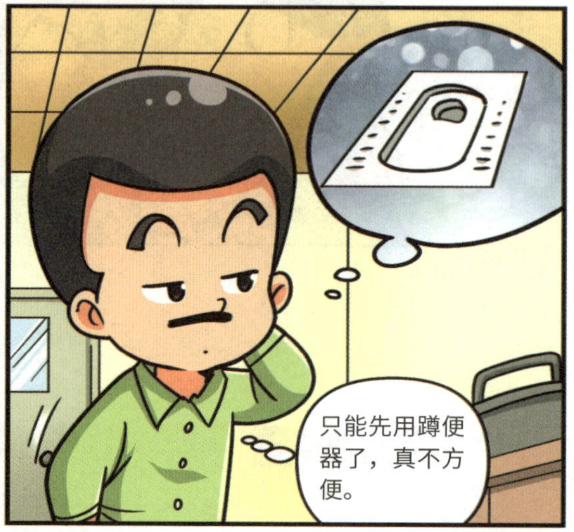

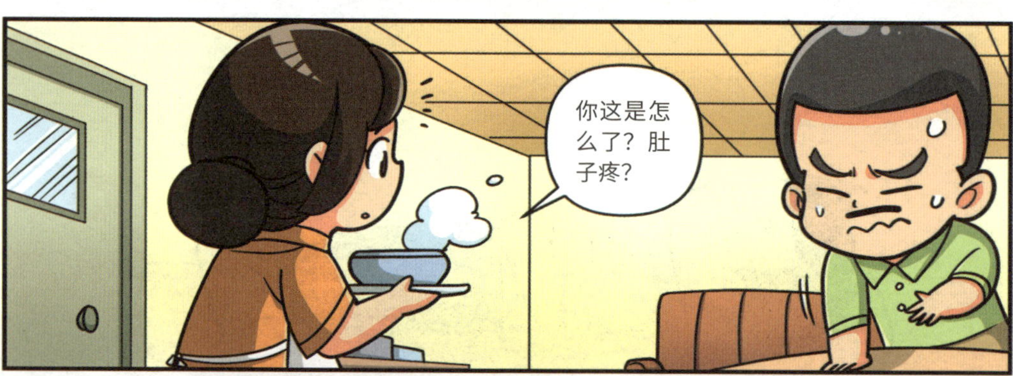

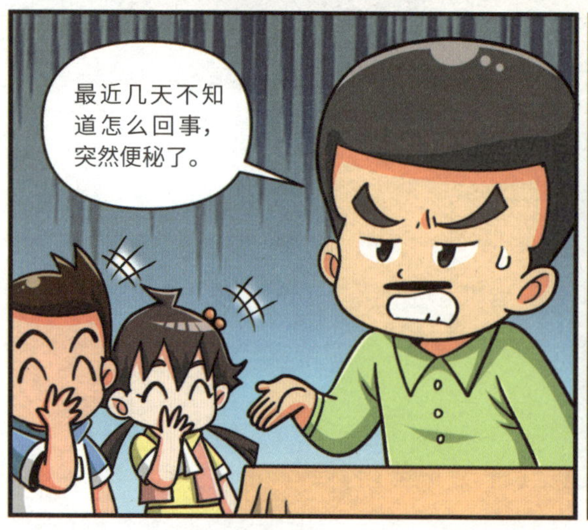

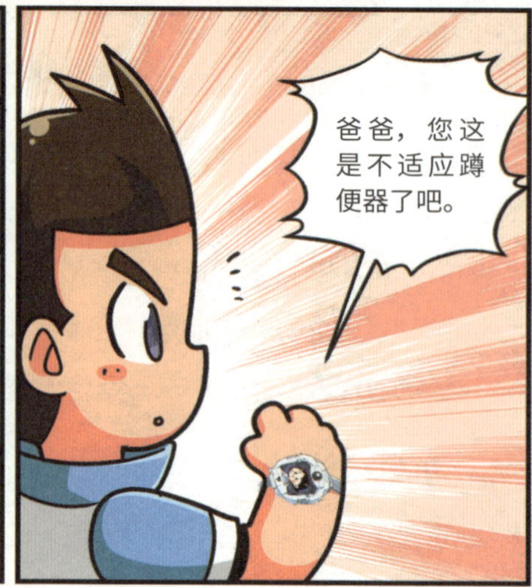

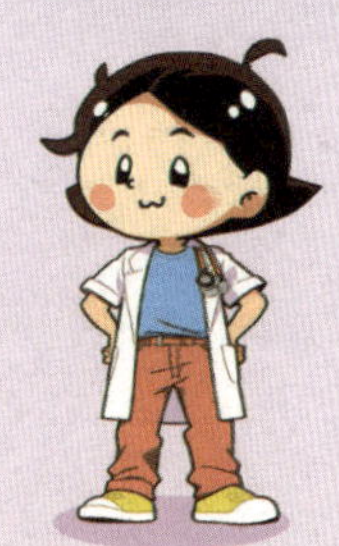

对对对，自从家里坐便器坏了以后，我就开始便秘了。

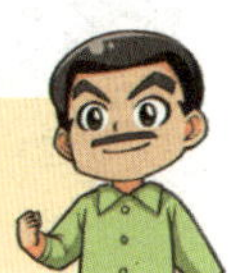

我就更喜欢蹲便器啊，只是时间蹲长了容易脚麻。

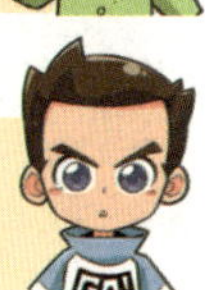

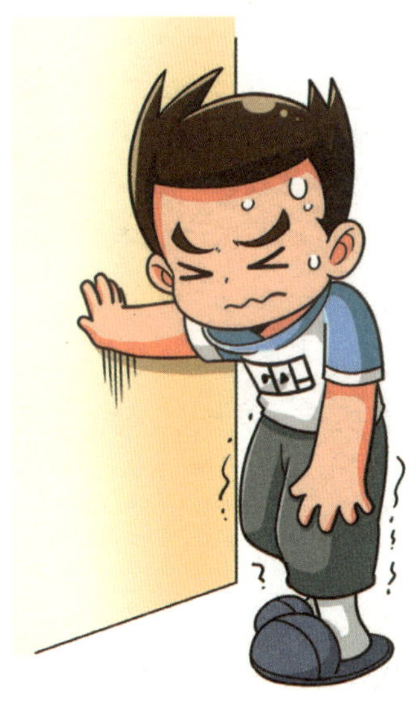

脚麻

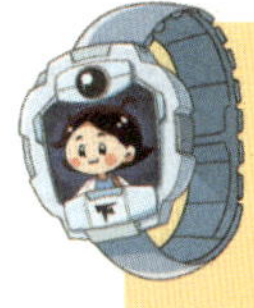

其实，蹲便器可以让我们用一种更自然的姿势排便，这种姿势可以使肠道更直，有助于排便。但是，如果长时间习惯使用坐便器，突然改变可能会让身体不适应，导致便秘。

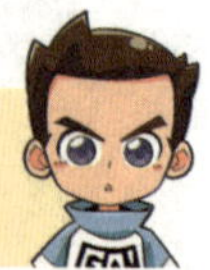

那坐便器和蹲便器到底哪个好呢？

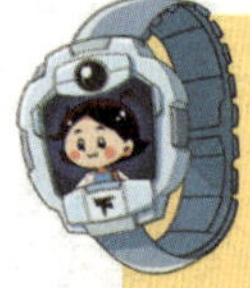

坐便器和蹲便器各有优势。坐便器更加舒适，尤其是对于老年人和行动不便的人来说。而蹲便器则被认为更有助于肠道排便，减少排便时间，降低患痔疮的风险。

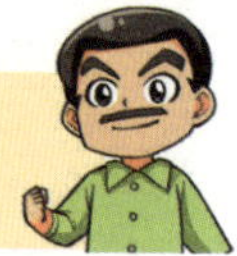

你先告诉我怎么才能快速解决我的问题吧。

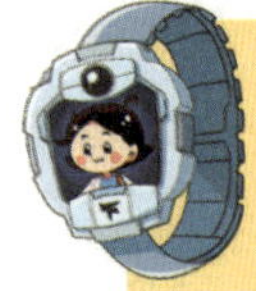

如果您便秘的问题持续，建议增加膳食纤维的摄入，多喝水，并保持适当的体育活动。

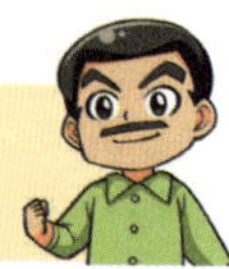

我明天还是找个人来尽快把坐便器修好吧。

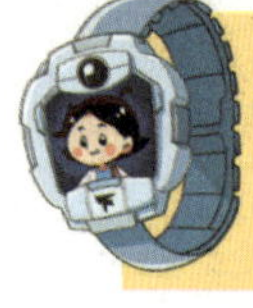

每个人的身体状况和习惯不同，选择最适合自己的便器才是最重要的。

圆柱姿势指导

YUANZHUZISHIZHIDAO

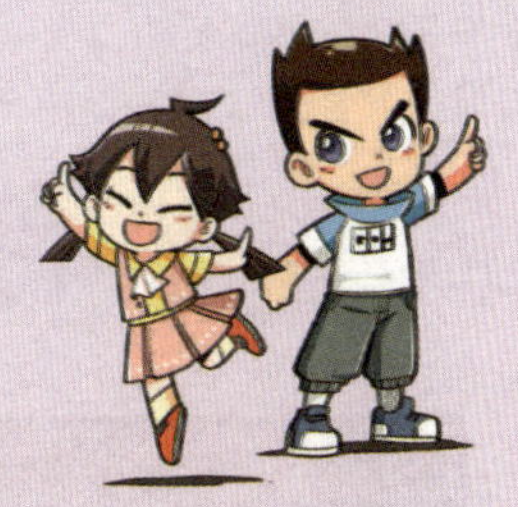

正确的如厕习惯对于维护消化系统健康和预防相关疾病非常重要。以下是一些建议。

1.避免过度用力

排便时不要用力过猛，这可能会增加患痔疮的风险。

2.定时排便

尽量在固定的时间进行排便，如早晨起床后，这有助于建立规律的肠道活动。

3.避免长时间如厕

避免如厕花费过长时间，尤其是避免在如厕时阅读或使用手机，这可能导致不必要的肠道压力。

4.正确的蹲坐姿势

如果使用蹲便器，保持双脚与肩同宽，膝盖略微超过脚尖。使用坐便器时，可以在脚下放一个小矮凳，使膝盖高于臀部，这有助于形成更自然的排便角度。

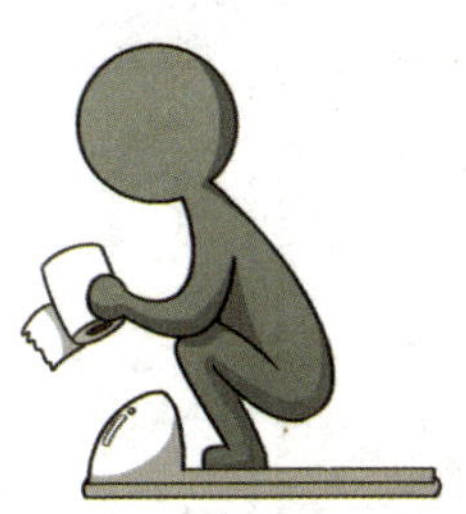

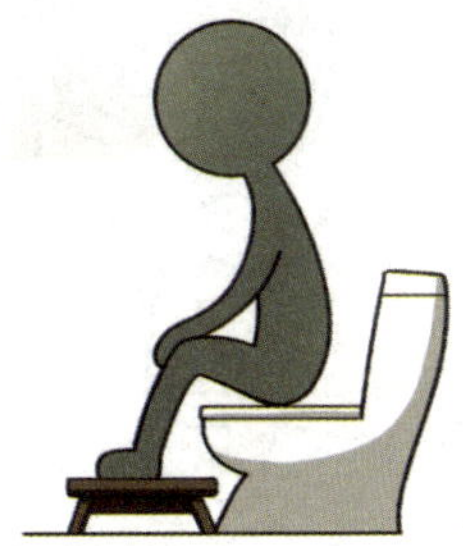

09 姿势有问题 健康会告急

跷二郎腿的隐患

砰！
!!

小雨，你没事吧？是不是腰痛了？
当然痛啦，你这个恶作剧专家！

跷二郎腿对脊椎的危害很大啊！

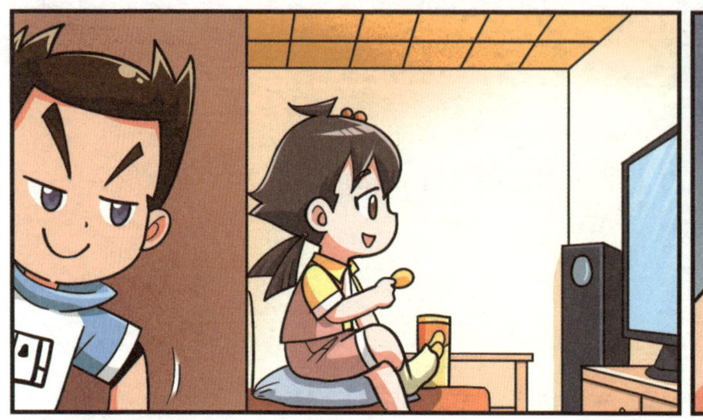

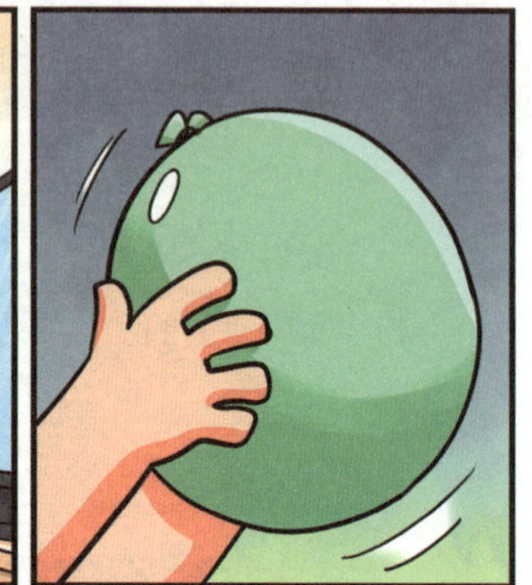

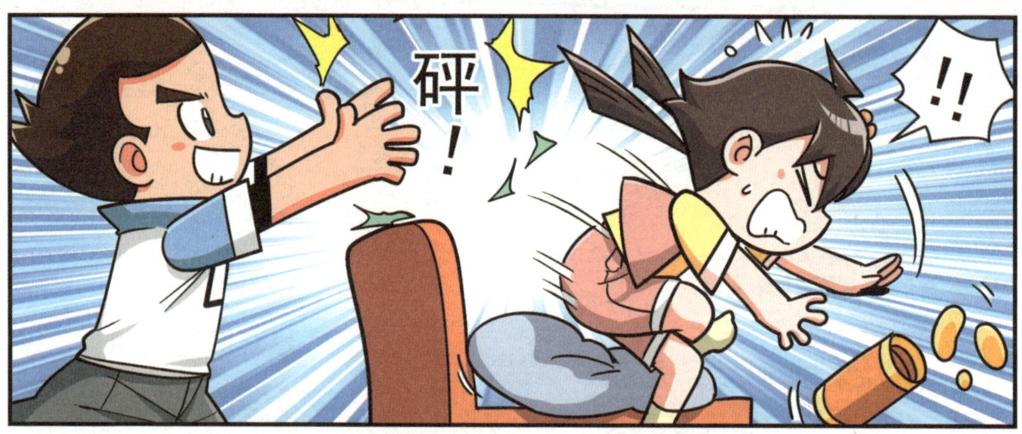

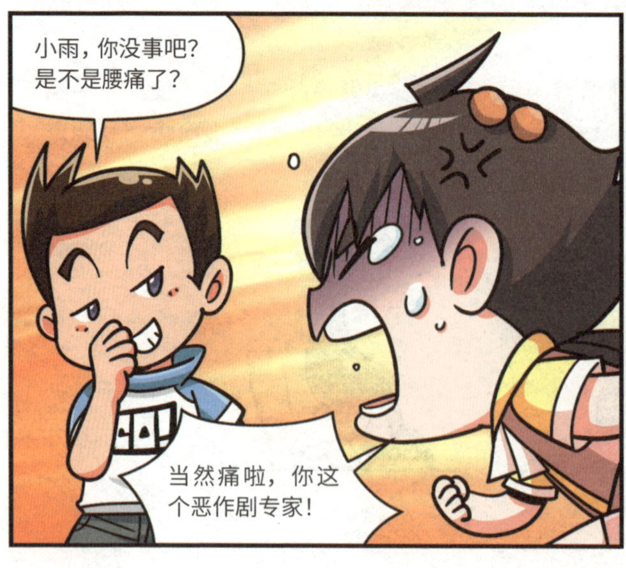

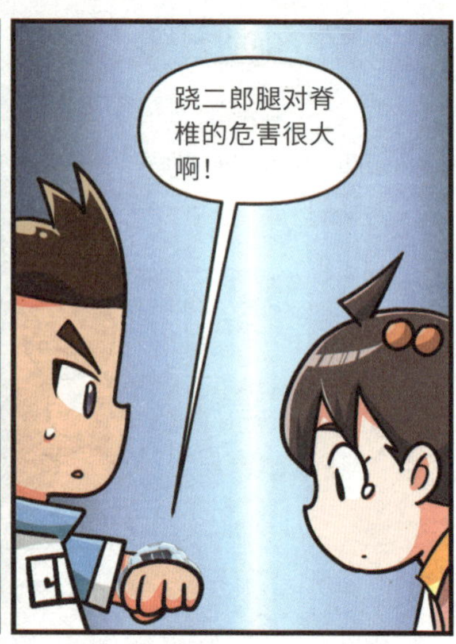

圆柱医生来了

YUANZHUYISHENGLAILE

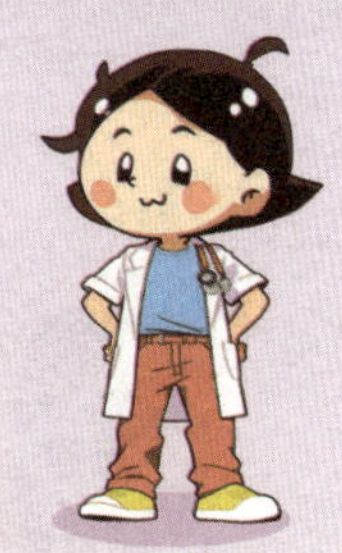

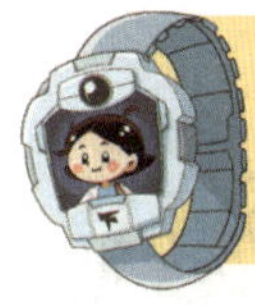

小雨，我注意到你最近经常跷二郎腿。这种坐姿在短期内可能感觉舒适，但从长远来看，可能会对身体健康造成不利影响。

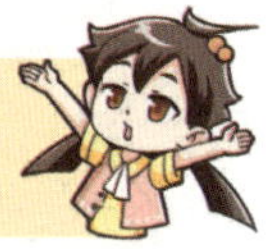

哦，真的吗？我看到大人都喜欢这么坐呢，这么坐也挺舒服的。

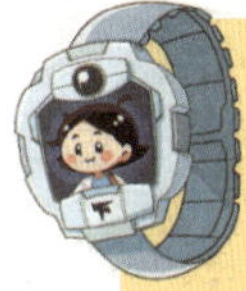

那你得听好了，回头把这些危害也告诉大人。首先，跷二郎腿可能导致下肢血液循环障碍，这是因为交叉的腿部压迫了血管，减少了血液回流，可能引起下肢的静脉充血和淋巴循环不畅，进而导致腿部麻木、肿胀，甚至静脉曲张。

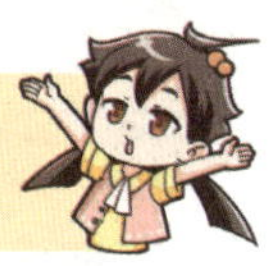

听起来挺严重的，那还有其他影响吗？

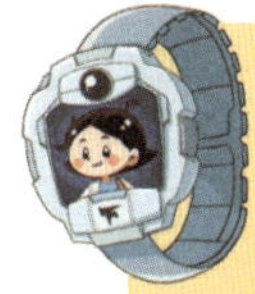

是的，长期跷二郎腿还可能影响脊柱的生理曲度，导致高低肩或腰椎间盘突出。此外，这种坐姿还可能导骨盆倾斜，影响髋关节和膝关节的正常功能，增加腰肌劳损和关节磨损的风险等。

没想到一个小小的坐姿会引起这么多问题！那你快教教小雨，应该如何改善坐姿，避免这些健康问题呢？

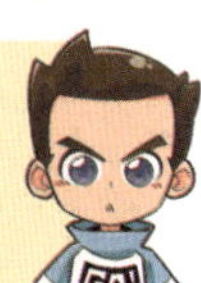

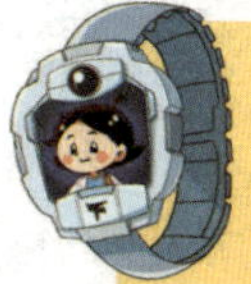

改善坐姿的关键是保持脊柱中立位，避免长时间保持同一姿势，平时在家需要长时间久坐的话，建议使用人体工学椅，它可以帮助支撑背部，保持正确的坐姿。同时，定期进行脊柱伸展运动和下肢肌肉拉伸，以促进血液循环和减少肌肉紧张。

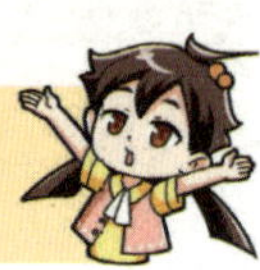

我明白了，看来我需要改变一下坐姿了。

运动改善体态

YUNDONGGAISHANTITAI

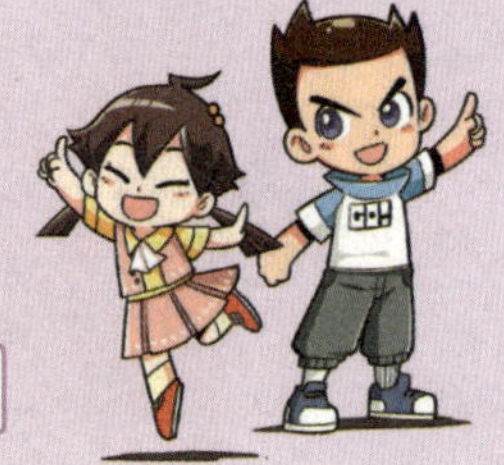

1.平板支撑

采取俯卧撑的姿势，但是用前臂支撑身体，保持身体成一直线。

保持这个姿势，核心肌肉紧绷，坚持20~30秒，然后放松。

重复进行3~5次，增强核心肌群。

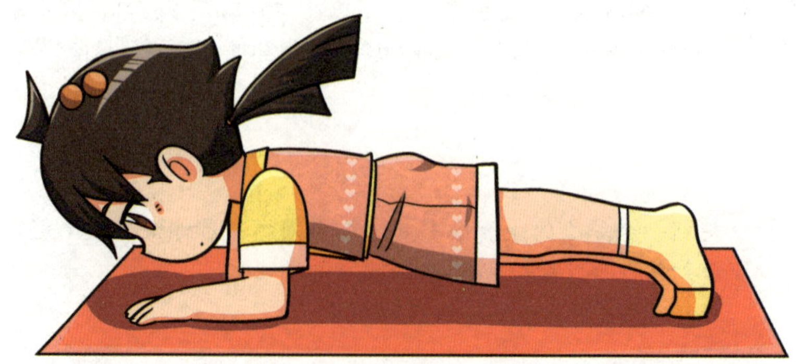

2.桥式

躺在地上，双脚平放在地面，膝盖弯曲。

吸气，提臀离开地面，使身体形成一条直线。

呼气，缓慢降低臀部回到起始位置。

重复进行10~15次，加强腰背部和臀部肌肉。

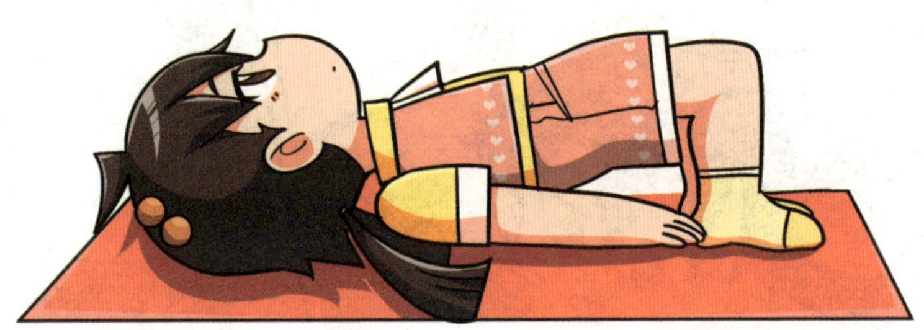

3.腰部拉伸

坐在地上，右腿伸直，左腿弯曲放在右腿膝盖一侧，脚踩在地上。

右手扶住左膝，身体向左侧扭动，左手放在身体后面，感受腰部的拉伸。

保持20~30秒，然后换另一侧继续。

重复进行2~3次，帮助缓解腰部紧张和疼痛。

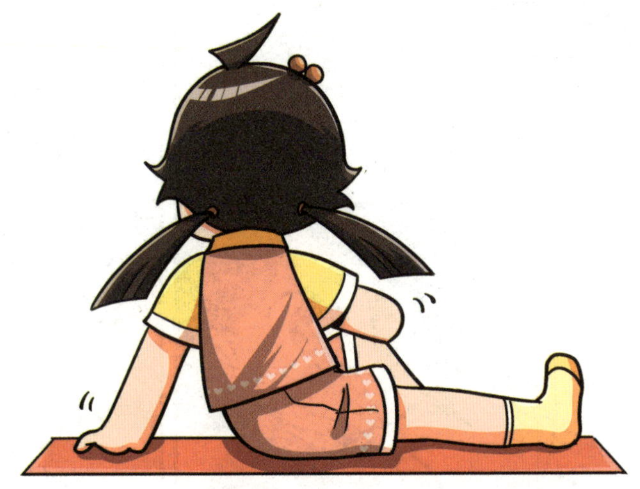

10 姿势有问题 健康会告急

正确的阅读姿势

妈妈，我作业做完了！看会儿书。
仅限半小时！
小雨，你怎么趴着看书呢？

哎呀，妈，我这样看书挺舒服的，别担心。

舒服？这样对腰不好，还把眼睛看坏了怎么办？

好吧，好吧，我坐起来看就是了。

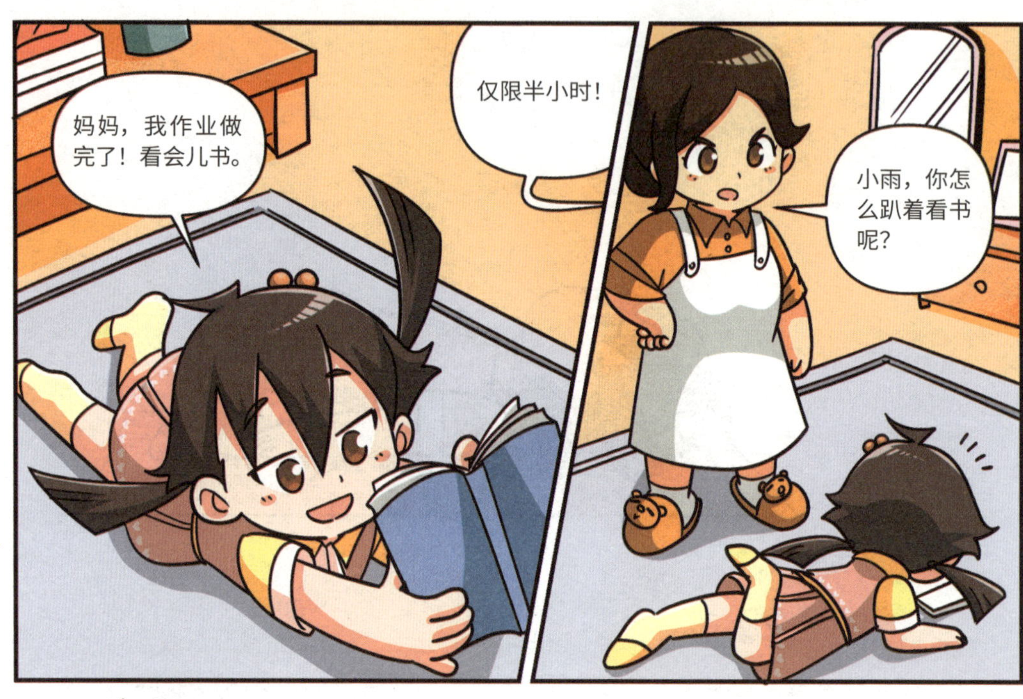

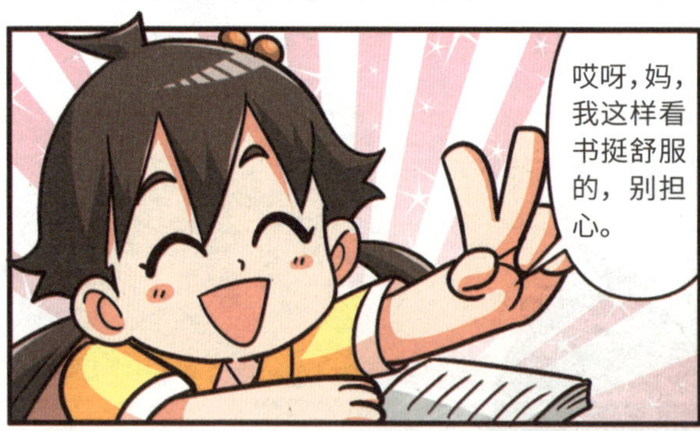

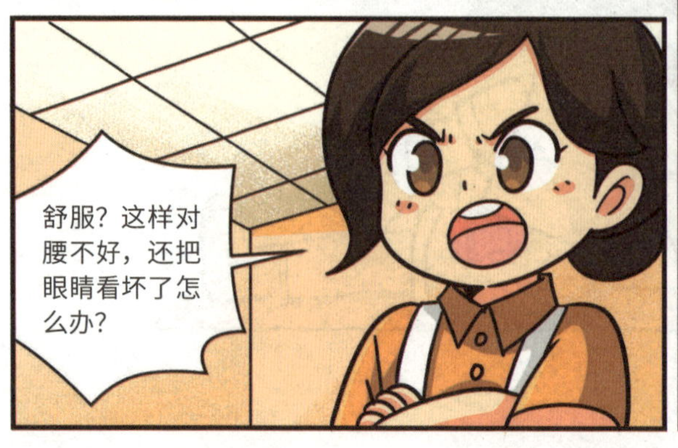

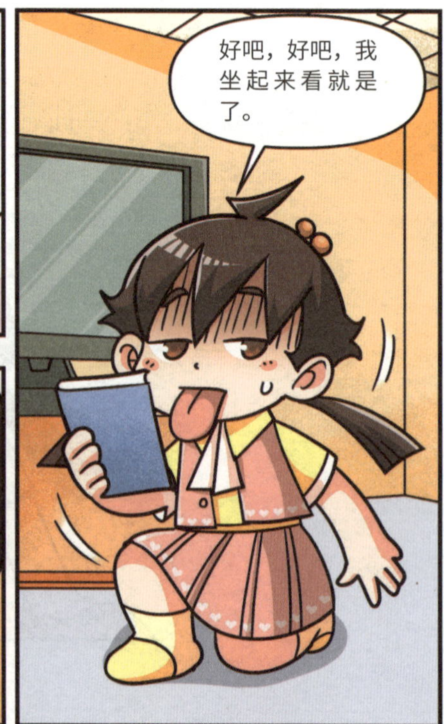

圆柱医生来了

YUANZHUYISHENGLAILE

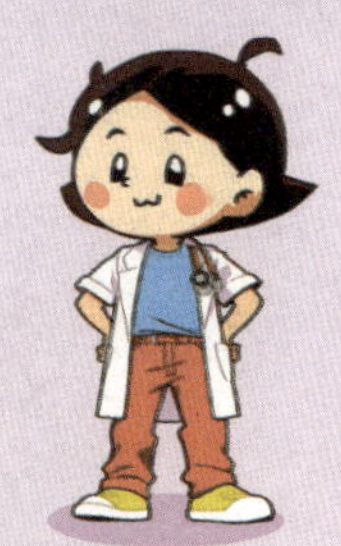

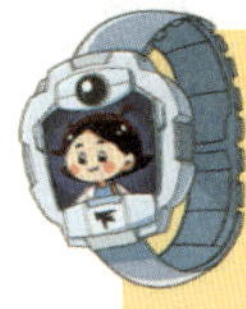

小雨，趴着看书虽然看起来很轻松，但长期下来可能会对你的身体造成一些不良影响哦。

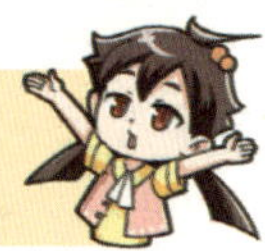

我趴着的时候觉得很舒服啊，看累了还能想睡就睡。

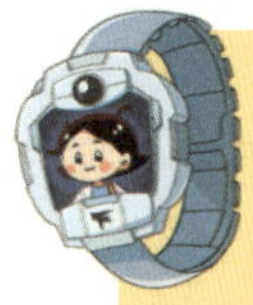

我理解你的感受，但趴着看书会有几个潜在的健康问题。首先，这种姿势会增加颈部和背部的肌肉紧张，因为它们需要长时间保持一个非自然的位置来支撑头部和脊柱。

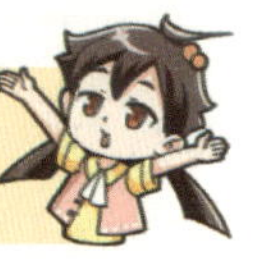

哦，那听起来好像是有点问题。

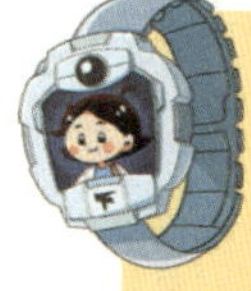

是的，长期保持这种姿势可能会导致颈椎间盘突出和背部肌肉劳损。此外，趴着看书还可能导致视力问题，因为你的眼睛需要在非常近的距离上聚焦，这会增加眼睛的疲劳和压力。

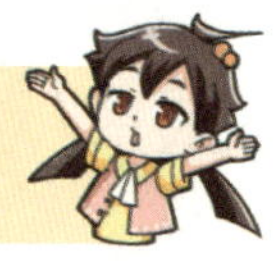

我的眼睛确实有时候会感觉累。

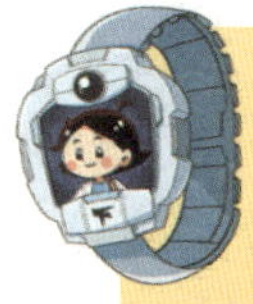

这就对了。为了保护你的视力，你应该保持适当的阅读距离，通常建议是书本距离眼睛大约 30 厘米。同时，保持良好的光线也非常重要，以减少眼睛的疲劳。

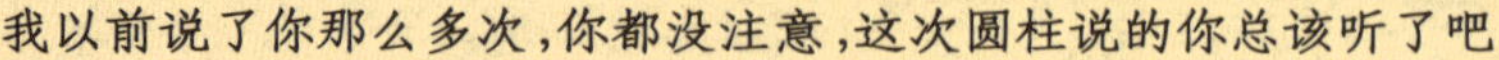
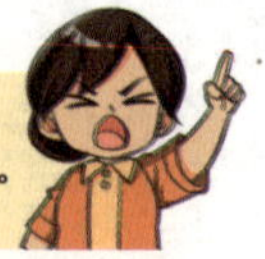

我以前说了你那么多次，你都没注意，这次圆柱说的你总该听了吧。

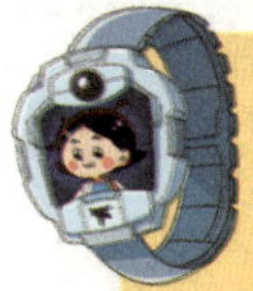

妈妈，我这边监测到您昨天晚上在床上玩了两小时手机，在黑暗的环境里睡在床上玩手机也是不对的。平时使用手机，也有一个小技巧可以告诉您。

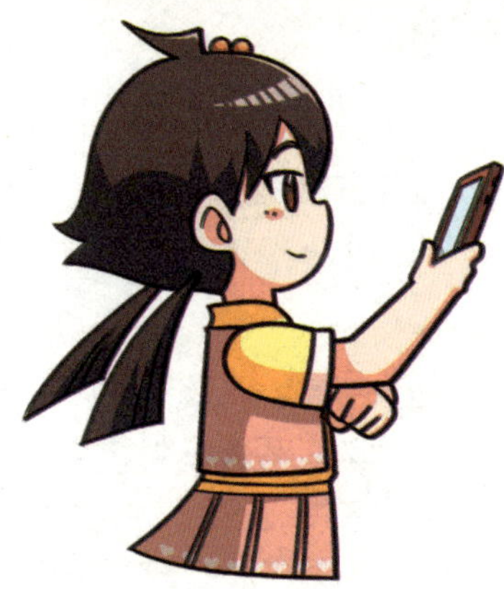

右手拿着手机举到眼睛的高度，用左手从胳膊肘处托住右手（如果是左利手就用右手托住左手臂），最重要的是别低头。

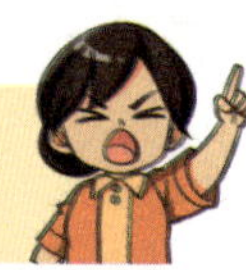

哎呀……这也被你发现了。小雨，那咱们俩一起改正！

圆柱姿势指导

YUANZHUZISHIZHIDAO

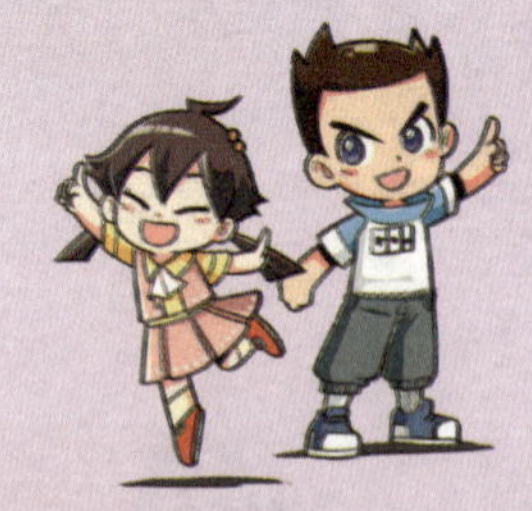

正确阅读姿势可以减少对颈部和脊柱的压力，预防相关的健康问题。

1.坐着看书

坐在椅子上，背部靠在椅背上，双脚平放在地面上，手臂应有适当的支撑，书本应与眼睛保持约 30~40 厘米的距离。

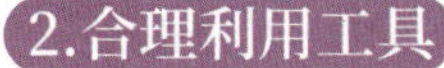

2.合理利用工具

使用一个阅读架来支撑书本，这样你的头部和颈部就不需要过度前倾或扭转了。

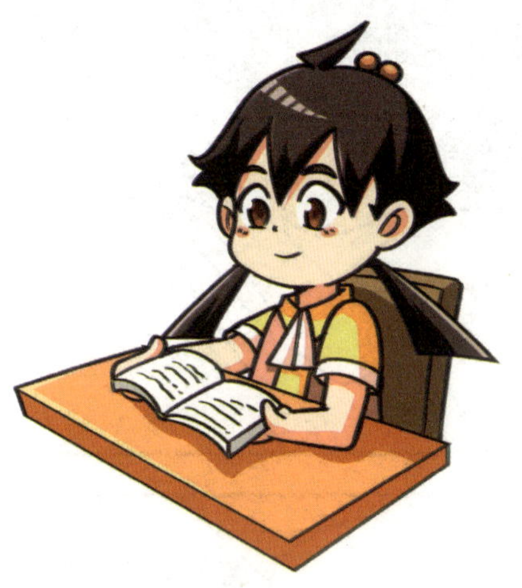

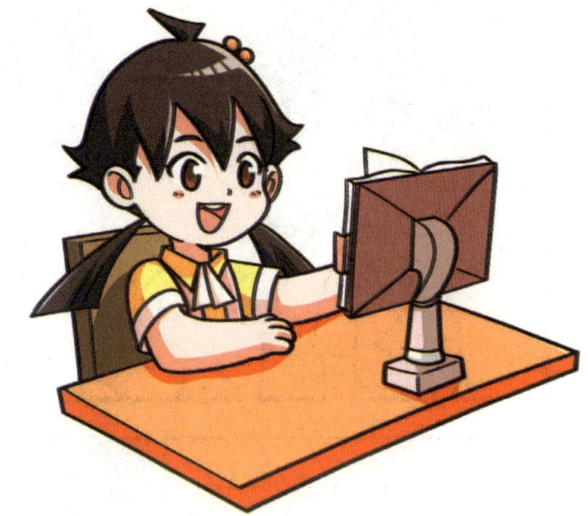

3.休息和活动

每隔 20~30 分钟，休息一下，做一些颈部和手部的伸展运动。

4.光线适中

阅读时的光线应均匀且充足，避免直射阳光或过强或过暗的灯光，以减少眼睛的不适。

11 姿势有问题 健康会告急

擤鼻涕有方法

好难受，感冒
真是讨厌。

嘶——

咳

小雨，你没
事吧？

小雨，下次擤鼻
涕时不要用太大
的力气，否则会
加重咳嗽症状的。

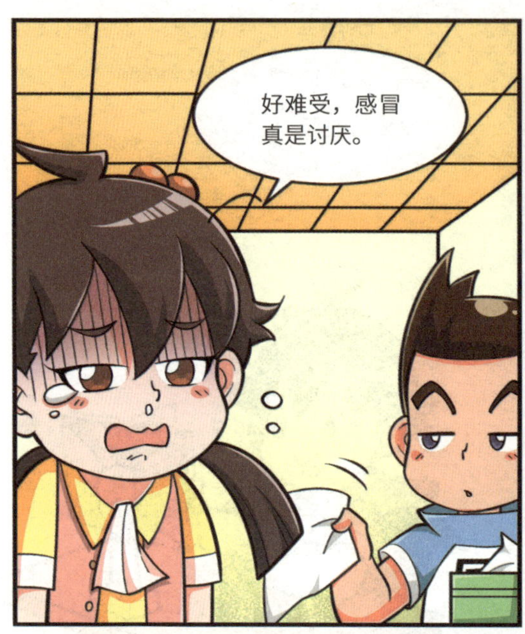

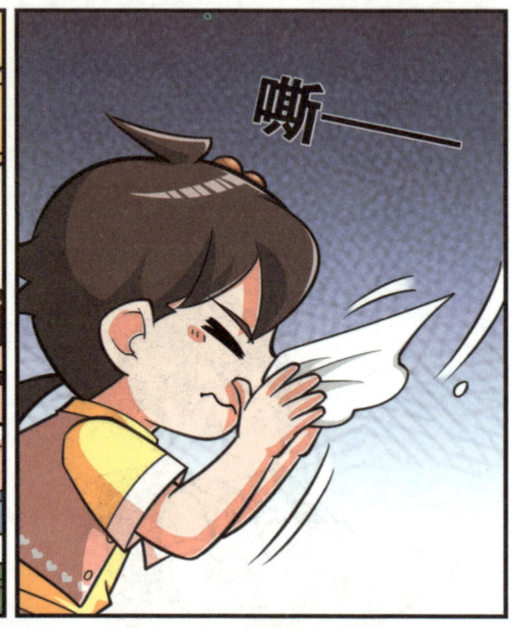

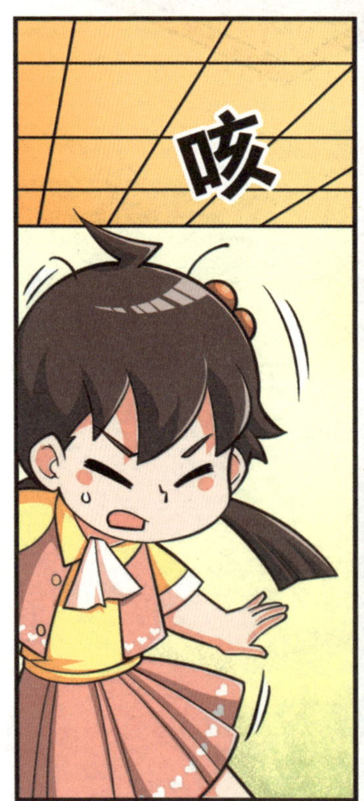

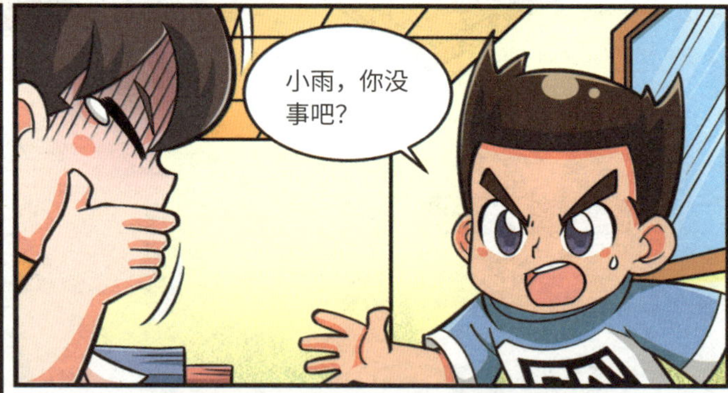

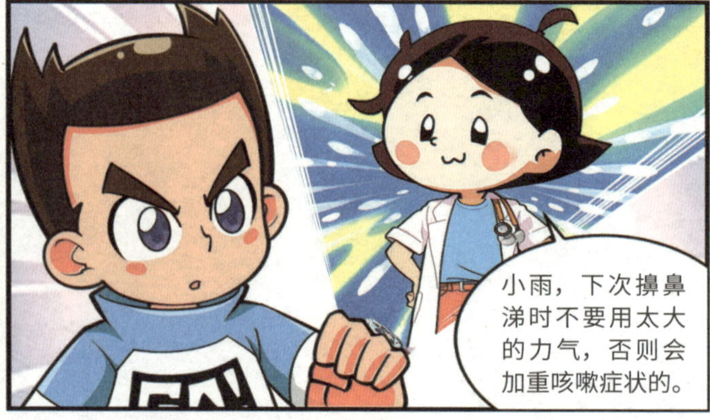

圆柱医生来了

YUANZHUYISHENGLAILE

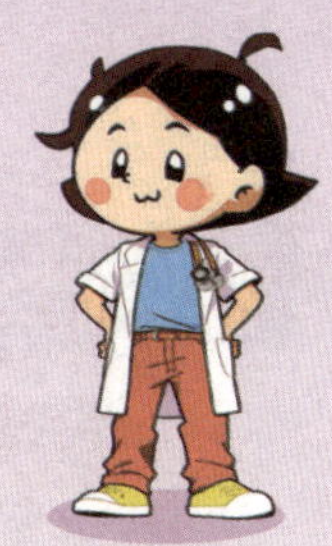

圆柱，擤鼻涕也会造成流鼻血吗？

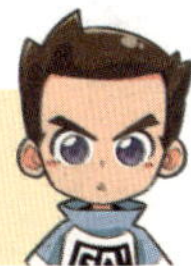

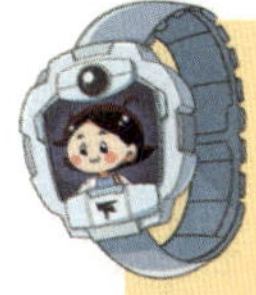

没错，除了鼻出血，用力擤鼻涕对我们的身体还有很多其他的不良影响。

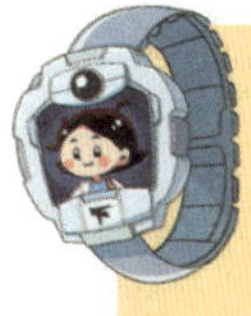

首先，用力擤鼻涕可能会导致鼻黏膜受损，增加感染的风险。其次，压力可能会使鼻涕沿着咽鼓管进入中耳，引起耳痛或中耳炎。

啊？这么严重？小雨，你耳朵还好吧？

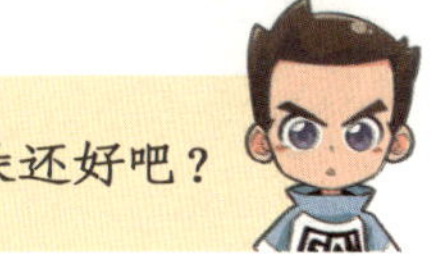

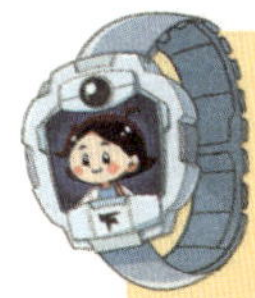

很多人鼻塞了会用嘴呼吸，但长时间用嘴呼吸会引起容貌变丑——引发腺样体容貌。上次坐飞机耳朵闷的时候我告诉你们可以吞口水缓解，其实是因为我们的耳道、气管和食管是通的，所以压力还可能迫使鼻涕进入气管，引起咳嗽或呼吸道感染。如果鼻涕进入食管，严重时，可能会引起恶心或咽喉不适。

听起来好严重啊，那我们应该怎么正确地擤鼻涕呢？

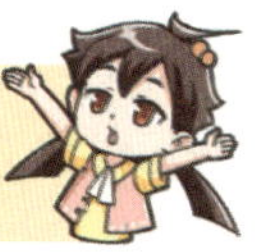

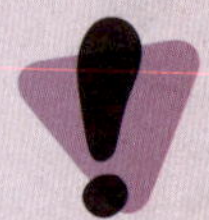

圆柱姿势指导

YUANZHUZISHIZHIDAO

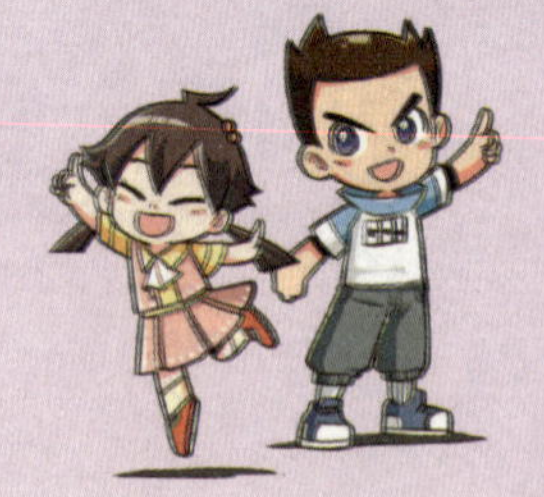

如果因为感冒、鼻炎或者其他情况造成鼻塞、流鼻涕等，下面几种是正确的处理方法。

1.准备纸巾或手帕

找一张纸巾或干净的手帕，这是为了避免鼻涕直接接触到手或其他表面，造成细菌传播的风险。

2.轻轻擤鼻

将纸巾轻轻覆盖在一个鼻孔上，用手指轻轻按压另一个鼻孔的鼻翼，然后轻轻地吹气，将鼻涕吹入纸巾中。记住不要同时捏住两个鼻孔擤鼻，这可能会使鼻涕和细菌进入喉咙或耳腔。

擤完一侧后，用新的纸巾重复相同的步骤擤另一侧的鼻孔。每次擤鼻后，记得将使用过的纸巾丢入垃圾桶，并洗手。

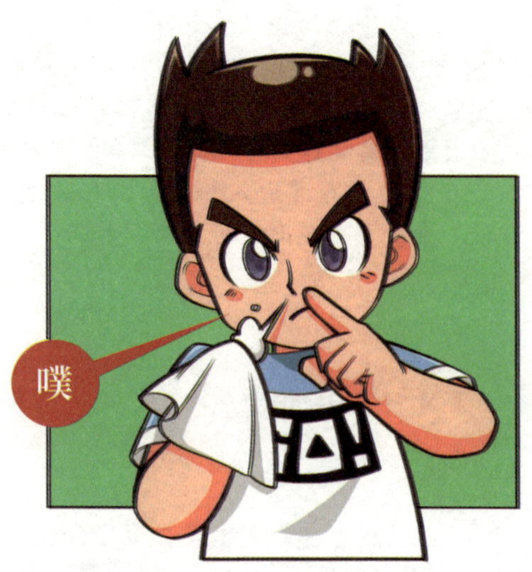

三个动作，缓解鼻塞流涕。

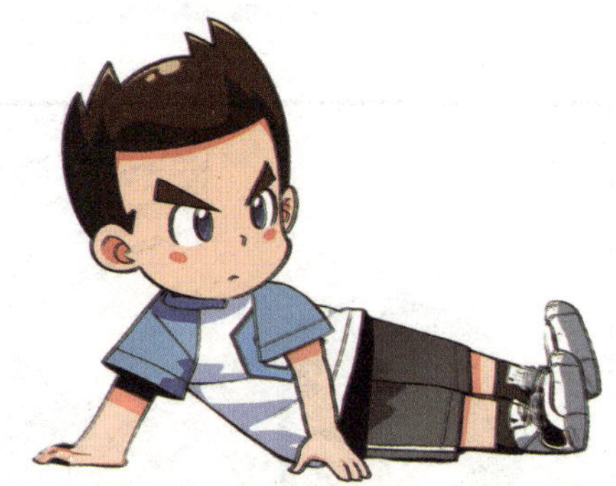

侧躺看脚

动作要点：侧躺在床上，堵住的一侧鼻孔朝上，然后抬头，视线越过身体看向自己的双脚的位置，维持20秒左右。

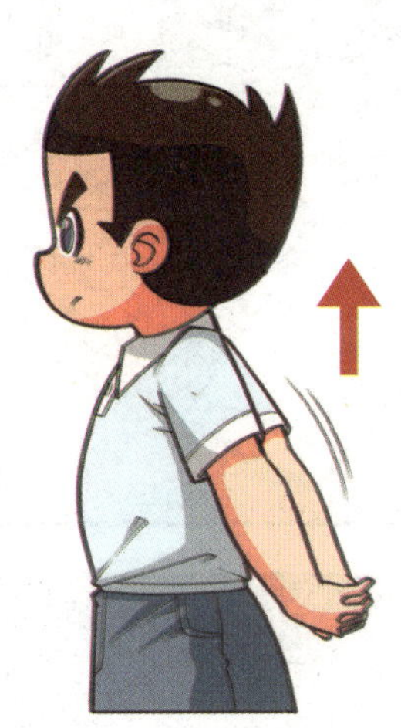

拉伸筋膜

动作要点：首先双手背后，手指交叉、撑开并向后反转，双肩打开，挺胸、伸直手臂，然后尽可能地向上拉伸。坚持 20 秒左右，连续拉伸 3 组。

按摩穴位

动作要点：用手指按揉鼻翼两侧的迎香穴，或用两个手掌的大鱼际，快速擦迎香穴，摩擦穴位一分钟至局部发热。

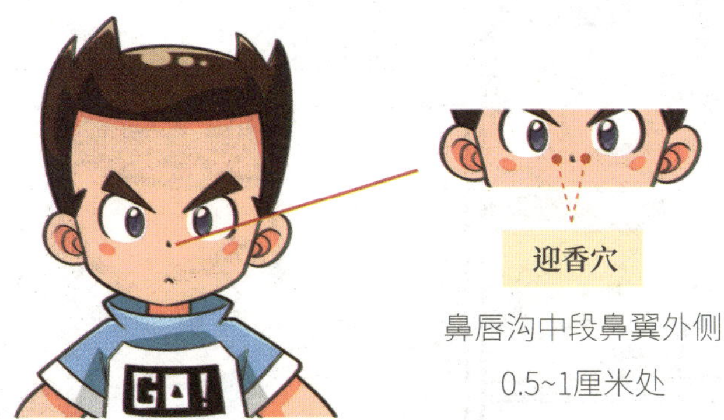

12

姿势有问题 健康会告急

正确使用电脑和鼠标

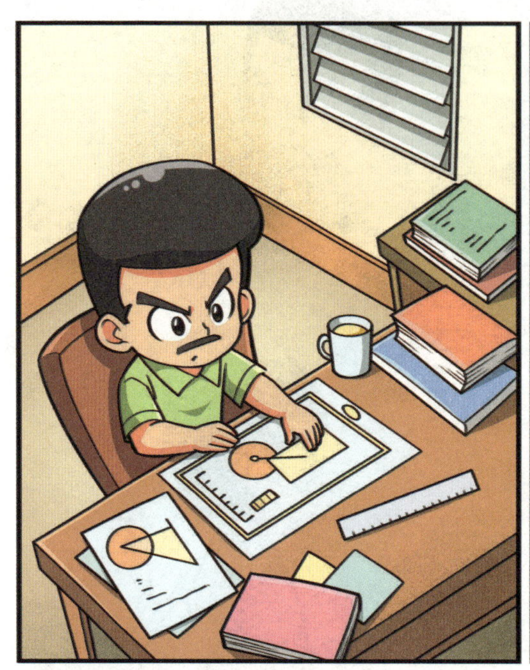

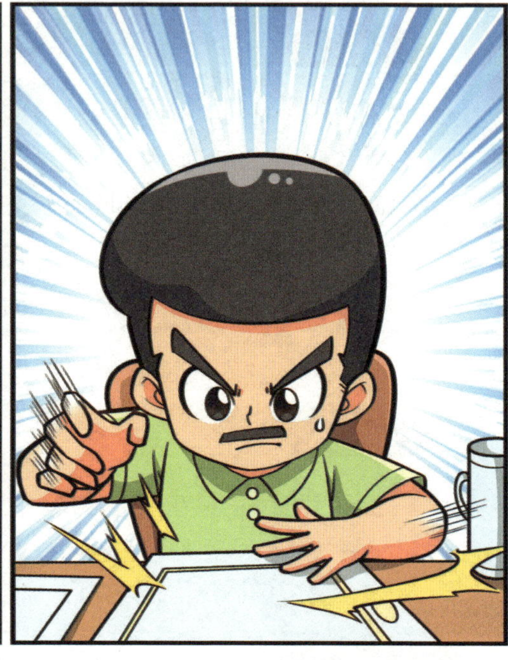

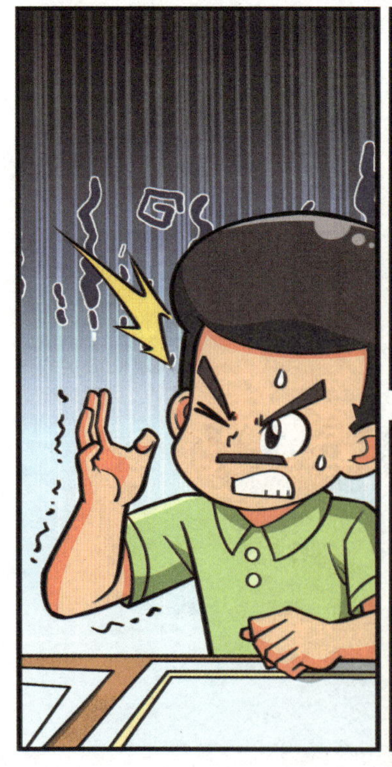

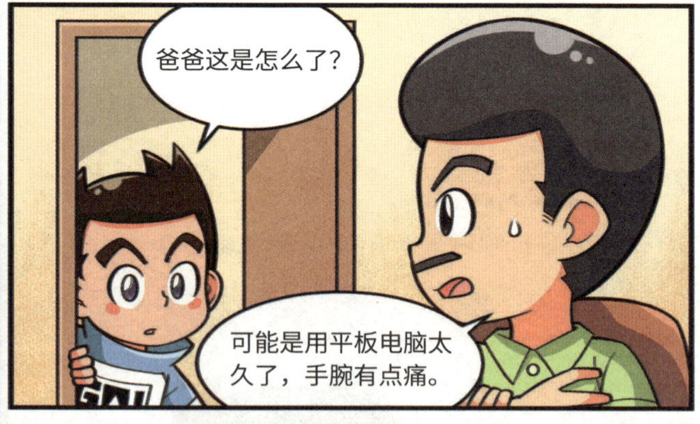

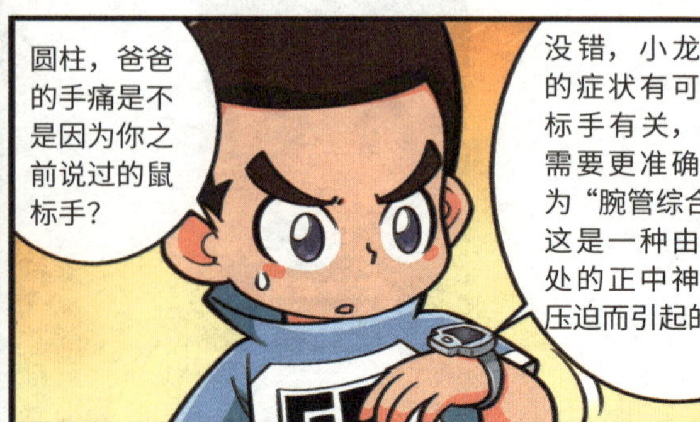

圆柱医生来了

YUANZHUYISHENGLAILE

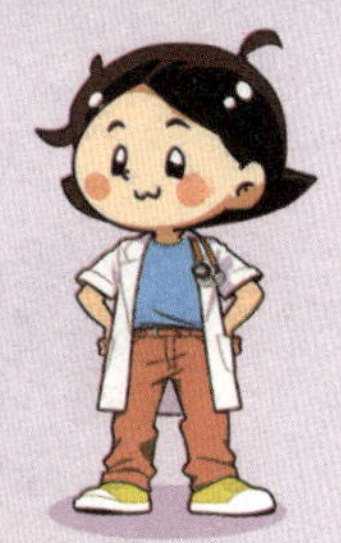

可能是用平板电脑太久了，手腕有点痛。

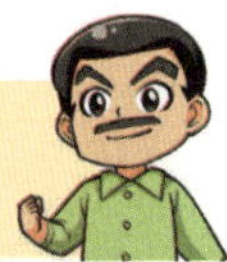

圆柱，爸爸的手痛是不是因为你之前说过的“鼠标手”？

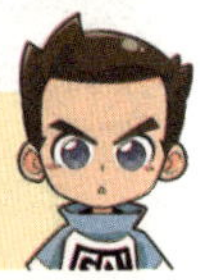

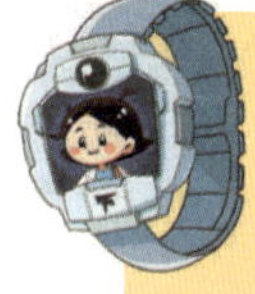

没错，小龙。爸爸的症状有可能和鼠标手有关，临床上称作“腕管综合征”，这是一种由于手腕处的正中神经受到压迫而引起的疾病。

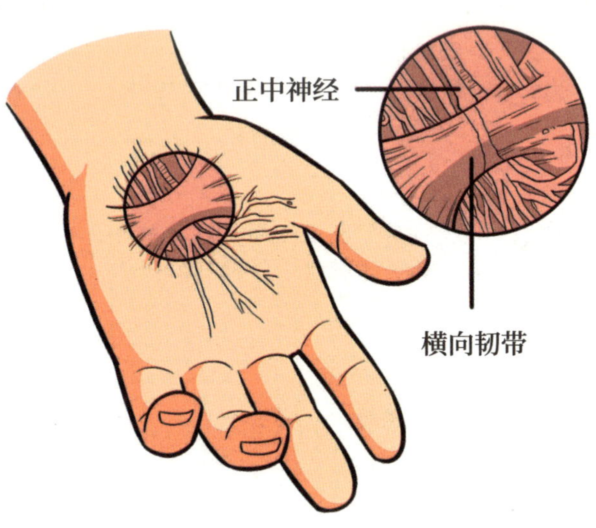

可是我没有用鼠标啊。

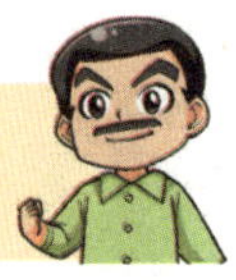

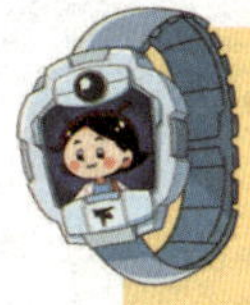

长时间用错误的姿势或者在高度不合适的台面上用鼠标、键盘、平板电脑，甚至是写字，手腕背屈过度，都有可能增加患上腕管综合征的风险哦。

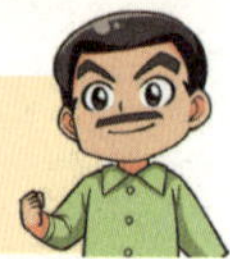

我现在就是觉得手又麻又疼，这些是这个病的症状吗？

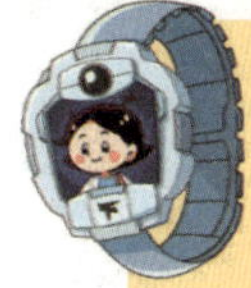

腕管综合征的症状包括手腕、手掌和手指的麻木、刺痛或疼痛，尤其是拇指、食指和中指。手部疼痛可以迁延到上肢、肩背部和颈部。在严重的情况下，还可能导致手部肌肉的无力和萎缩。

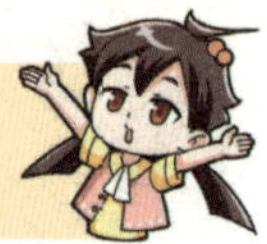

完了，我有时候也会觉得手很麻！

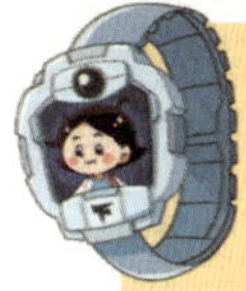

有两个办法自测哦。一个是用食指叩击内手腕神经损害的部位，如果有放电样的麻木、疼痛或者蚂蚁走过的感觉，有可能是“鼠标手”。还可以将手腕屈到最大角度，维持 60 秒的时间，如果大拇指、食指和中指出现了麻木的感觉，也有可能是“鼠标手”。

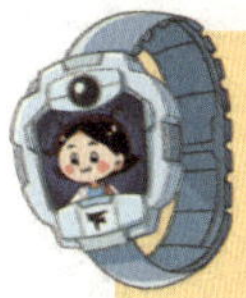

对了，还有一种原因是腱鞘炎。腱鞘炎是手腕和手指的肌腱发炎，通常是因为重复性的手部动作过多。

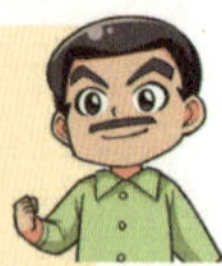

你快别说了，感觉我马上就要去截肢了！你快告诉我怎么改善吧。

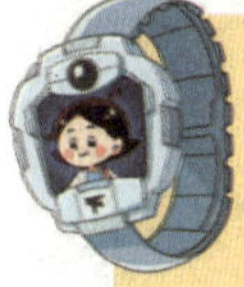

这两种情况都需要适当休息和治疗。建议爸爸暂时停止使用平板电脑，给手腕一些休息时间，可以试试手腕垫，并进行一些温和的伸展运动来缓解疼痛。

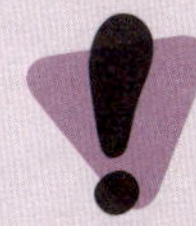

运动改善体态

YUNDONGGAISHANTITAI

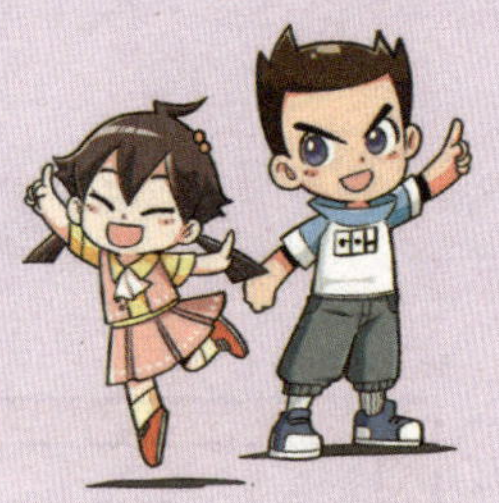

1.手腕屈伸

将手臂伸直，掌心朝下，然后用另一只手轻轻拉手指向下，使手腕尽量向下弯曲，保持 10~15 秒。

同样地，将手腕尽量向上弯曲，保持 10~15 秒。

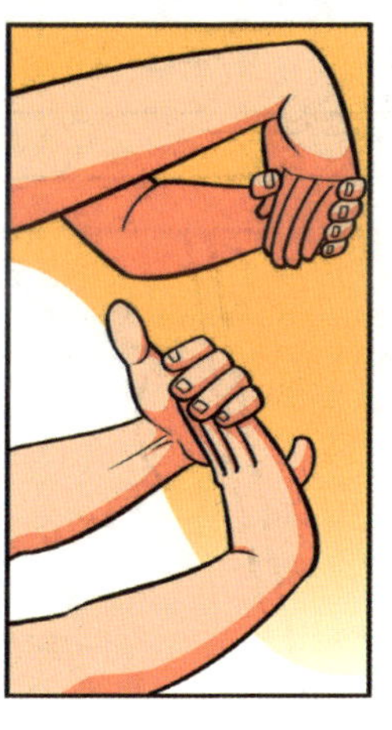

2.手腕旋转

将手臂伸直，然后缓慢地旋转手腕，先顺时针方向，再逆时针方向，每个方向转动 10~15 秒。

3.手指伸展

张开手指，然后尽可能地握紧拳头，再张开手指，动作不要过快，重复此动作 10 次。

4.手腕侧屈

将手掌放在桌面上，手臂伸直，掌心朝下按压。

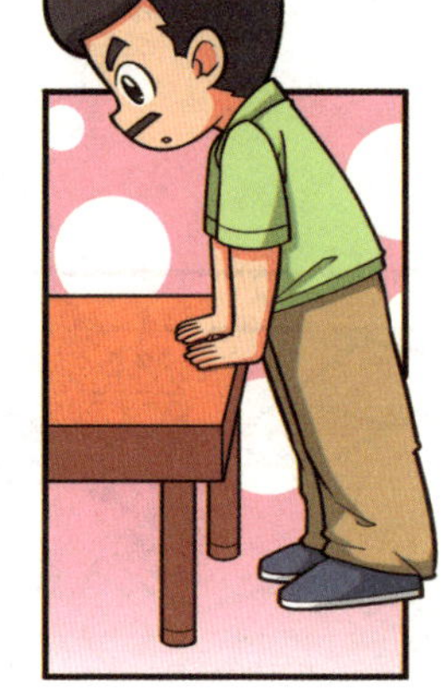

5.握力练习

手中握一个小球或橡皮圈，用力握紧，保持几秒钟，然后放松，重复此动作 10 次。

姿势有问题 健康会告急

13 转脖子就头晕

小龙坐在书桌前，
专注地写着作业。

几个小时后，小龙停下
笔，伸了个懒腰。
GO!

好晕啊！
圆柱，我为什
么会觉得头昏
眼花呢？

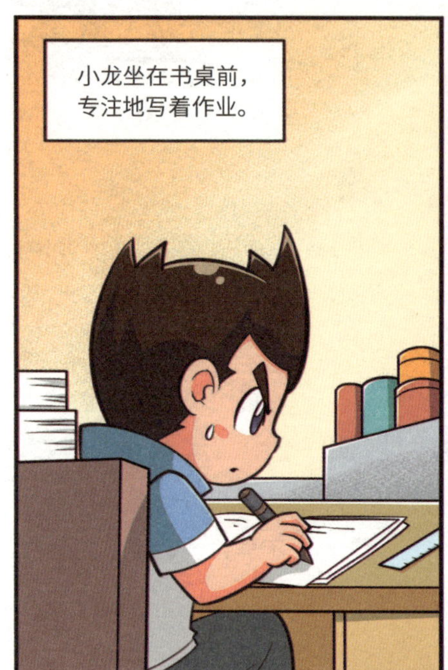

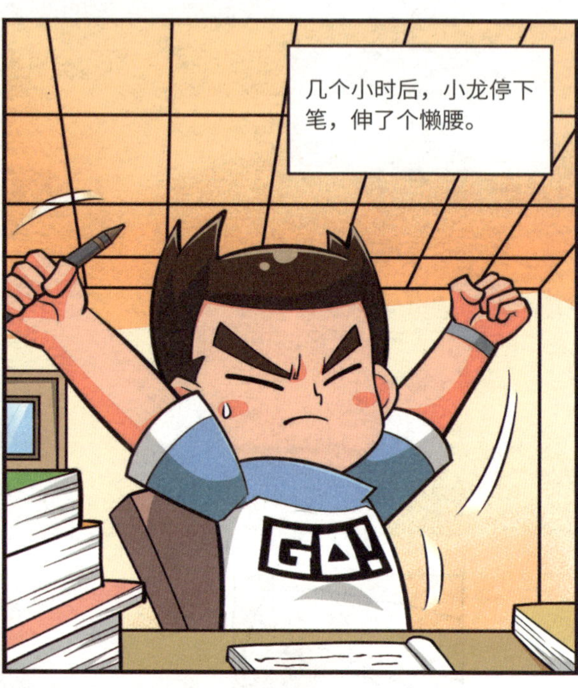

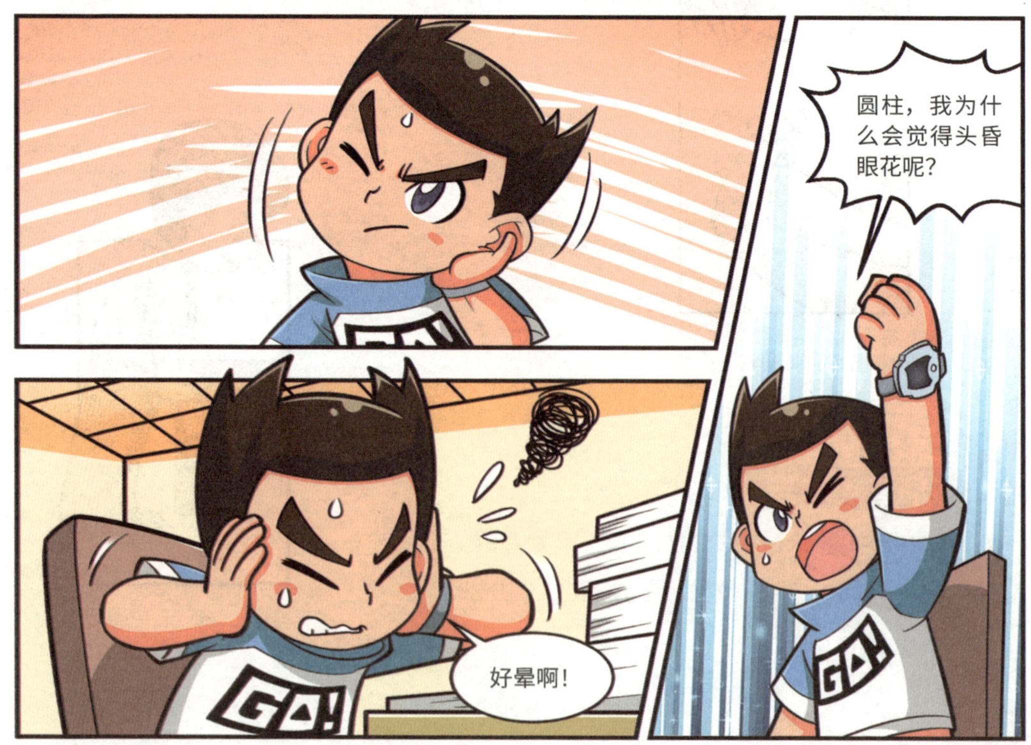

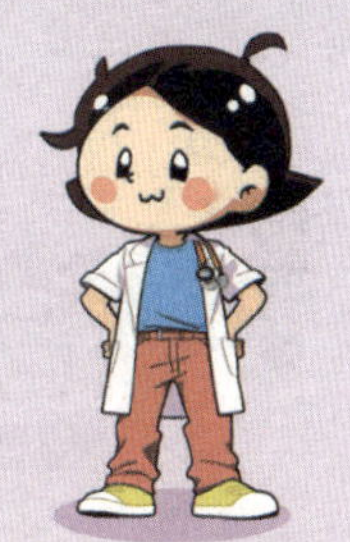

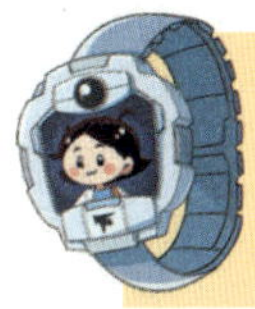

小龙，当你长时间保持一个姿势后，突然大幅度转动脖子，可能会导致颈椎的压力突然改变，影响到颈部的血管和神经。

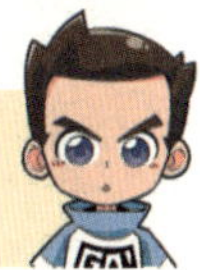

那为什么会头晕呢？

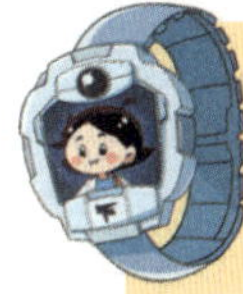

颈部血管如果受到压迫，可能会暂时减少对大脑的血液供应，引起头晕。

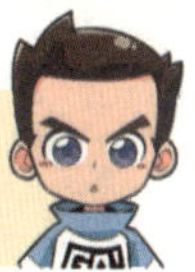

原来是这样。我这算是得了颈椎病吗？

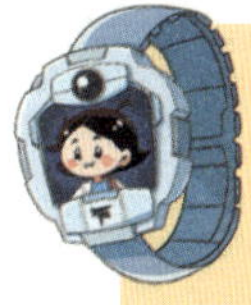

颈椎病的症状可能包括颈部疼痛、僵硬，肩膀和手臂的麻木或刺痛，严重时甚至可能导致行走困难。如果你有这些症状，最好让家长带你去医院看看。

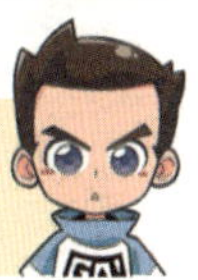

妈妈就有颈椎病，我可不想得！那我应该怎么预防呢？

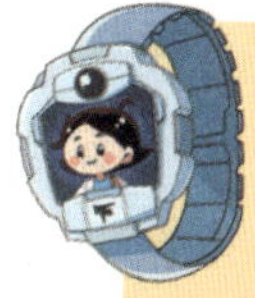

预防颈椎病，首先要保持正确的坐姿，学习时每隔一段时间就站起来活动一下。其次，进行一些颈部和肩部的温和伸展运动，增强肌肉力量。最后，要注意避免长时间低头看书或玩手机。

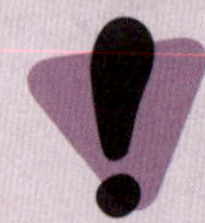

运动改善体态

YUNDONGGAISHANTITAI

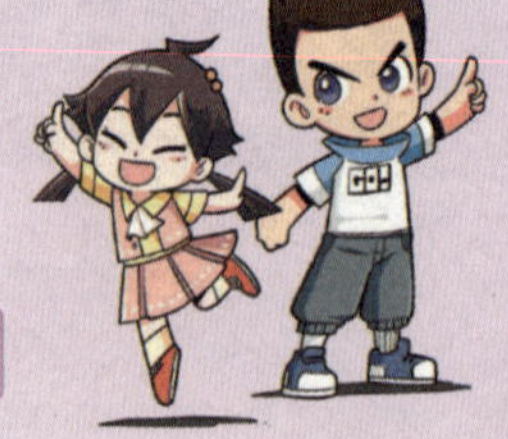

1.颈部侧弯

坐直，肩部不动，将头部缓慢向一侧倾斜，尽量使耳朵靠近肩膀，保持 10~15 秒，然后换另一侧。

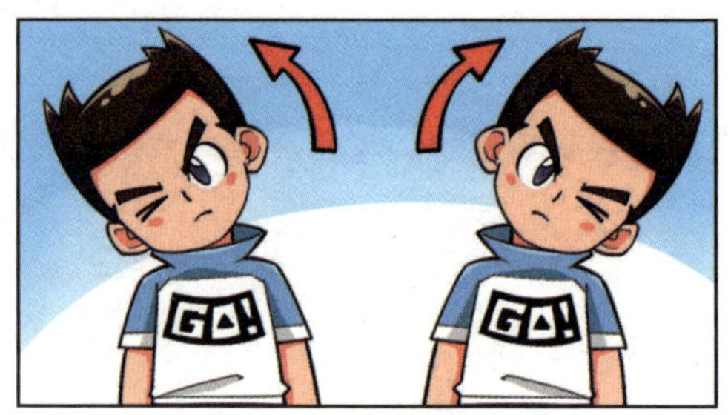

左右摆头

2.颈部旋转

缓慢地向左右两侧轻轻转动头部，感受到有轻微的拉伸感，保持 5 秒，每个方向转动 5~10 次。

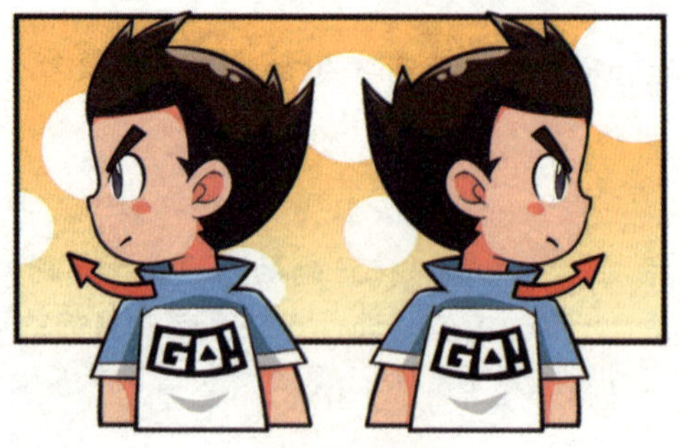

左右转头

3.颈部伸展

坐直，将下巴向胸部靠拢，直到感到颈后肌肉有轻微拉伸感，保持 5 秒。头再向后仰，保持 5 秒。

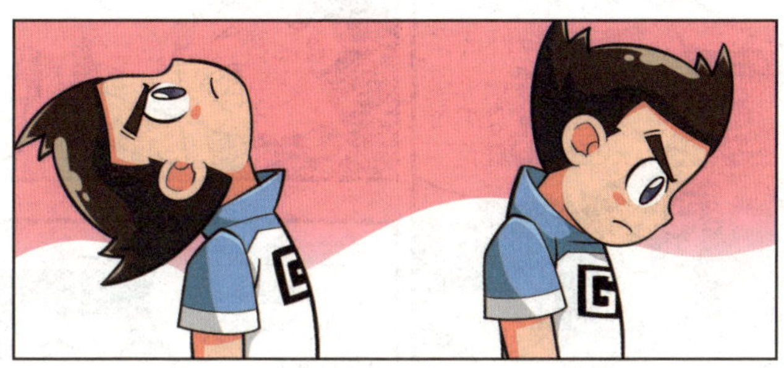

前后点头

4.肩部上耸

双肩同时向上耸起，保持几秒钟，然后放松，重复 8~10 次。

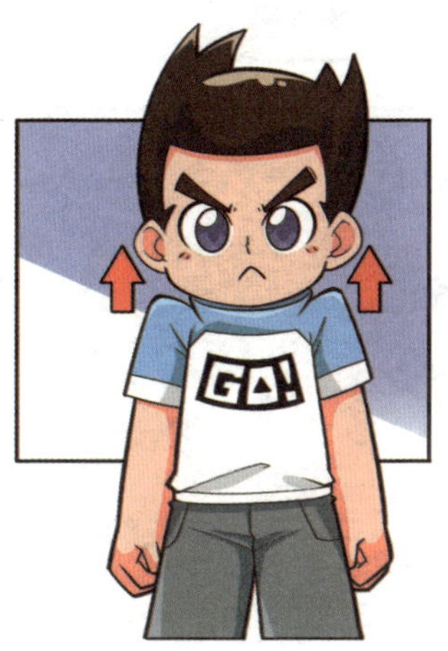

5.肩部旋转

双肩同时向前和向后做圆周运动，每个方向做 10 次。

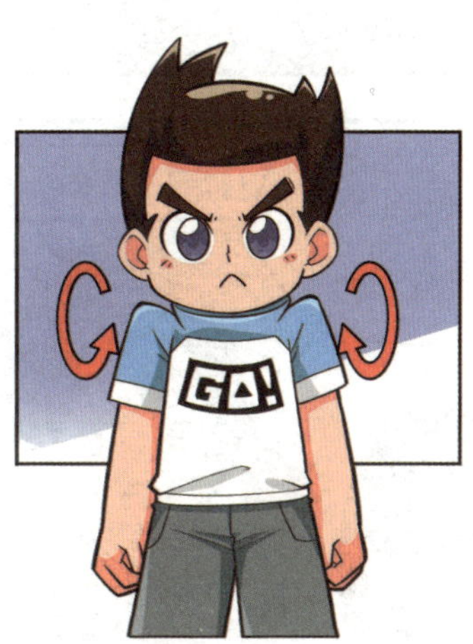

姿势有问题 健康会告急

14 长时间久坐真要命

周日早上。
小龙小雨啊，爸爸妈妈今天要去参加朋友的喜宴，可能晚上才回来。
饭在电饭煲里保温着，做好的菜在冰箱里。要吃时，在微波炉里热三分钟就行了。
知道了，知道了，昨天说了一天了。
GO!

哈哈，自由的一天！

反正作业做完了，我要痛痛快快玩一整天的游戏！
讨厌，我还得写作业。

上午。
哥哥你到底吃不吃饭，都两点了。
下午。
打完这局再吃。

傍晚。
哥，妈妈刚刚打电话来说，马上就回了。你玩够了吧？

啊，小雨，怎么回事，我感觉我完全动不了了！
小龙，你整整一天坐着不动，这真是自作自受。
僵硬
GO!

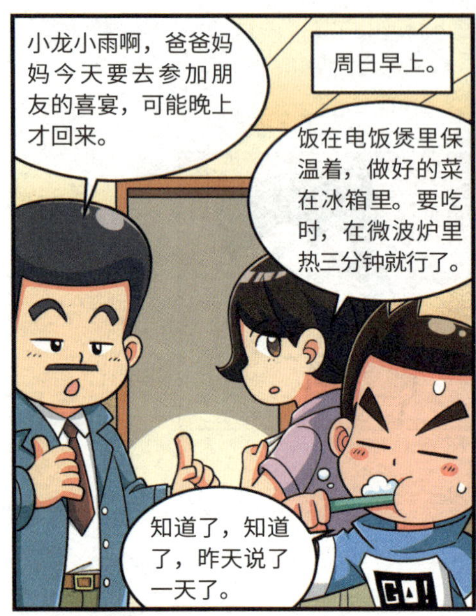

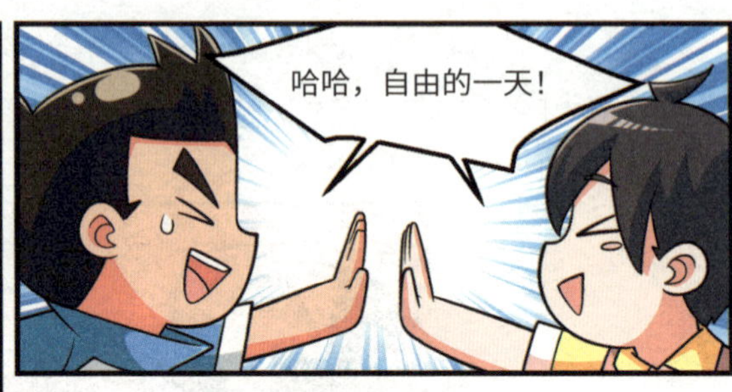

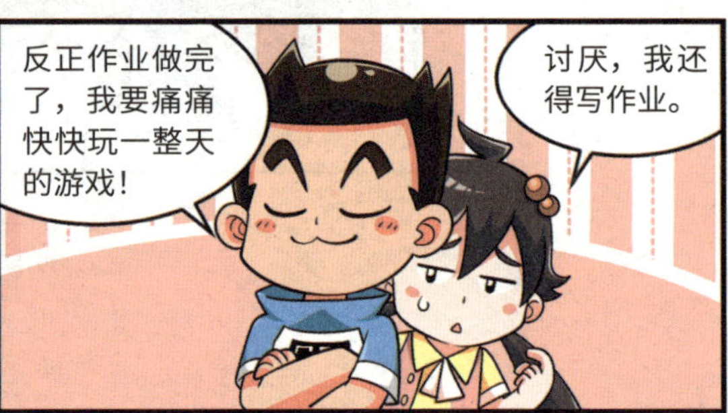

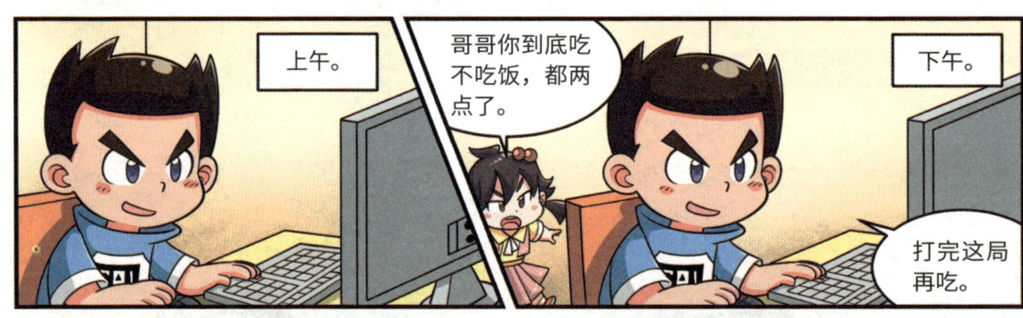

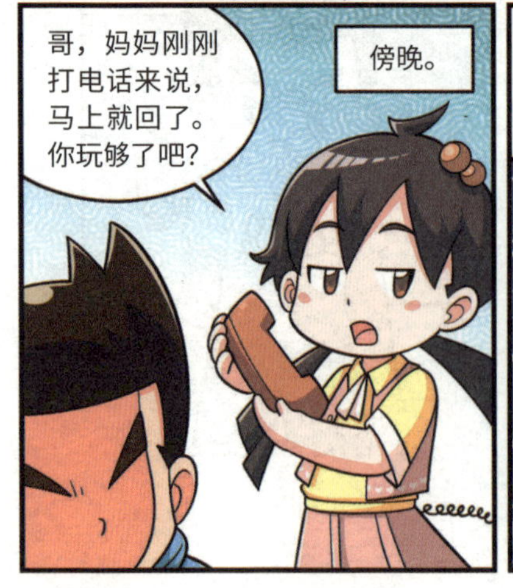

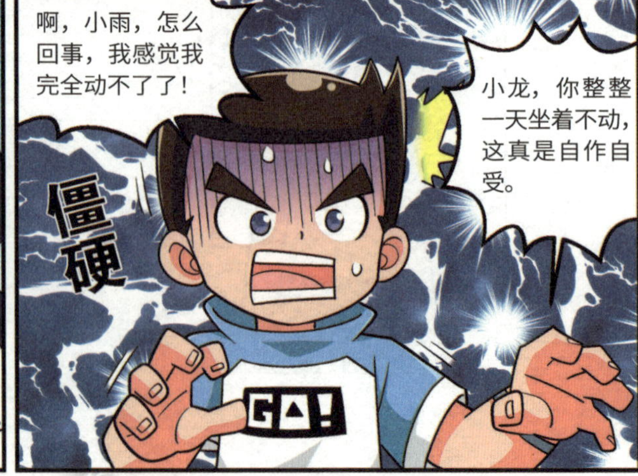

圆柱医生来了

YUANZHUYISHENGLAILE

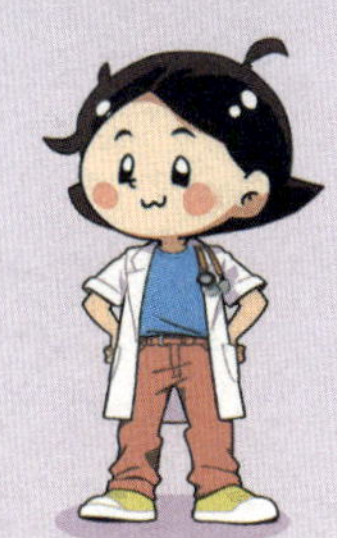

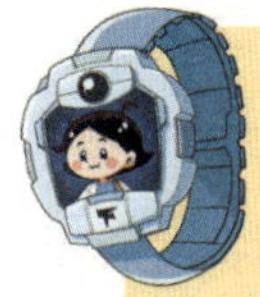

小龙你别嚷嚷，闭上眼睛，慢慢放松，再试着一点一点地转转脖子，动动屁股。

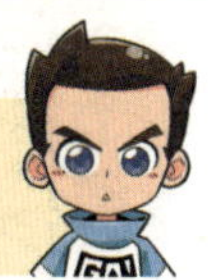

诶……我感觉我的身体回来了。这是怎么回事啊？

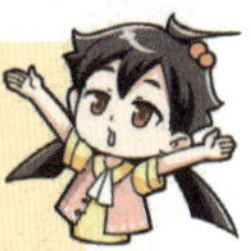

是本小姐施了个定身法把你定住了，留给爸爸妈妈回来抓现行！哼！

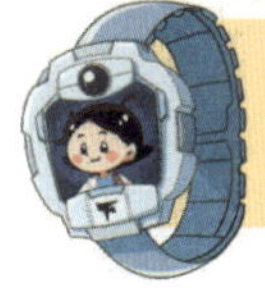

小龙，吃一吃长时间久坐的苦头也好，下次就会引以为戒了。

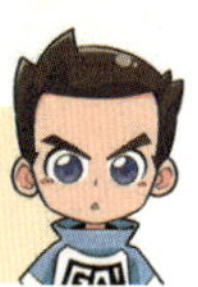

虽然动起来了，不过现在还感觉腿不是我自己的……

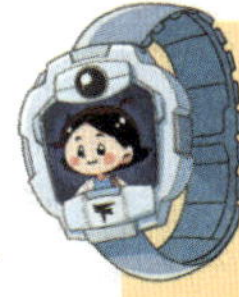

久坐可能导致脊柱变形，引发腰酸背痛等症状，甚至腰椎间盘突出；其次，久坐导致下肢肌肉活动减少，代谢变慢，容易积累体内脂肪，尤其是内脏脂肪。久坐还可能增加静脉血栓的风险，严重时可能导致肺动脉栓塞，甚至猝死。你刚才有那么一会儿动不了，现在还感觉腿不是自己的，就是因为久坐导致的肌肉僵硬、血液循环减缓，因为坐骨神经被压迫，才会感觉下肢麻木。总之久坐影响的方方面面太多了，你看看这张图吧！

久坐的危害

心脑血管疾病
Ⅱ型糖尿病
肩颈痛
胸闷气短
腰腿疼
代谢疾病
关节退变
痔疮
下肢血栓
运动能力下降
肥胖

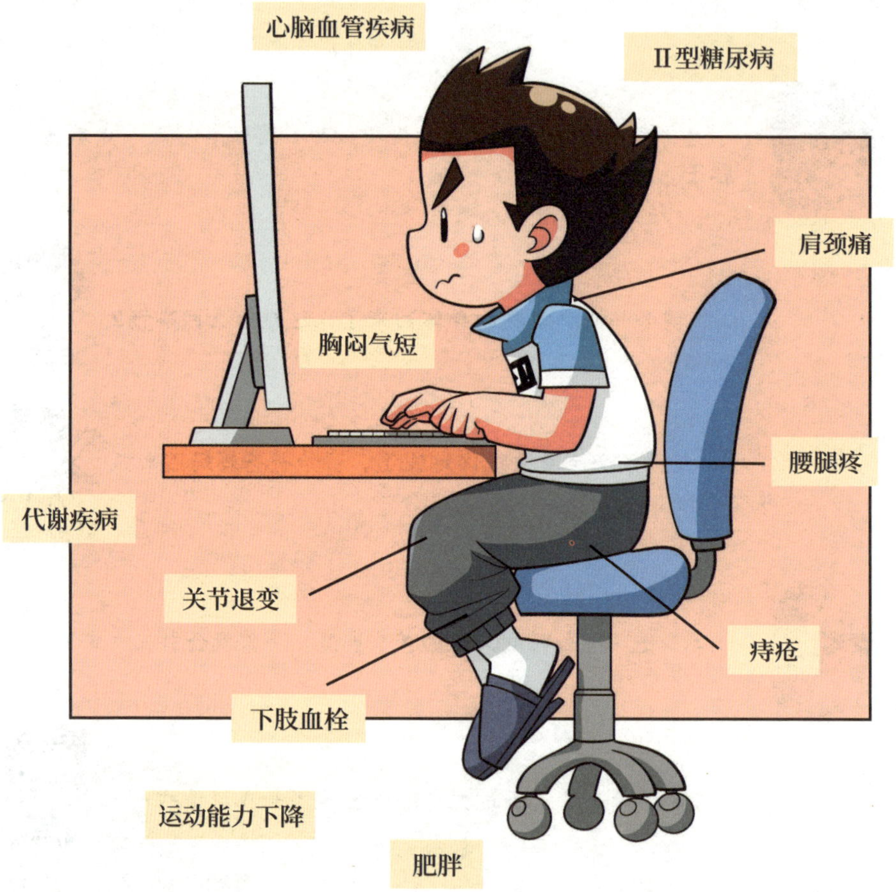

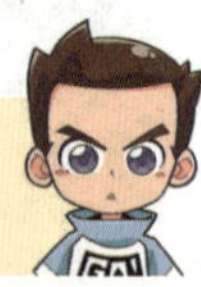

妈呀！再也不敢了。

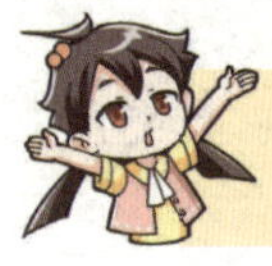

你还想有下次？哈哈，爸爸妈妈已经进门了，你跑不了啦……

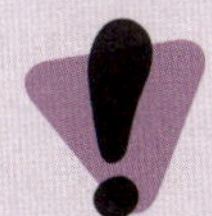

运动改善体态

YUNDONGGAISHANTITAI

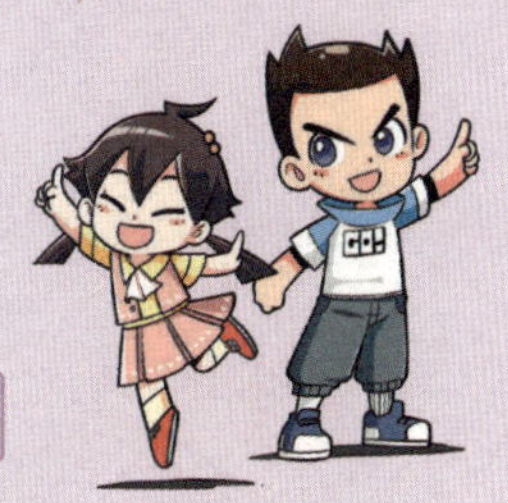

根据世界卫生组织2020年发布的《关于身体活动和久坐行为指南》，久坐行为是指在清醒状态下长时间坐着、斜躺着或者躺着的低能量消耗行为。除了工作、学习以外，躺着看电视，坐着打电脑、玩游戏、开车等，都属于久坐行为。

对于许多人来说，久坐不可避免，减轻久坐伤害的秘诀就是坐好＋少坐。

1.坐好

保持正确的坐姿，上身直立，肩胛骨下沉，不耸肩不弯腰，避免长时间低头。

改掉跷二郎腿、葛优瘫等不良坐姿。

选择高度合适的椅子，双脚平放于地面，并保持大腿与地面平行。

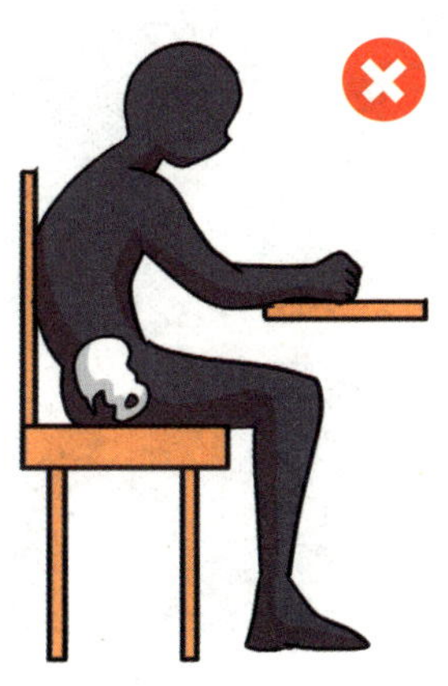

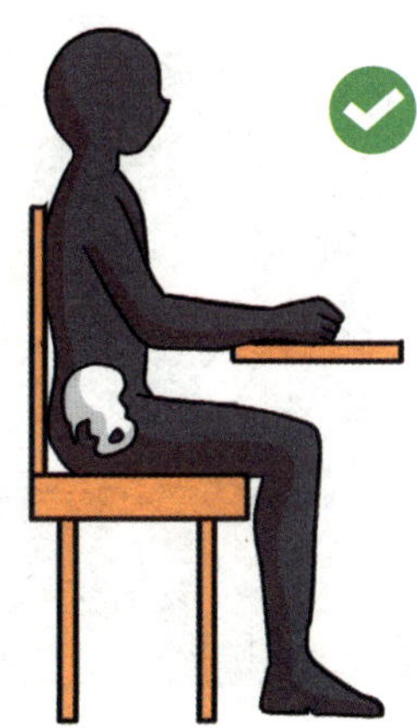

错误的坐姿

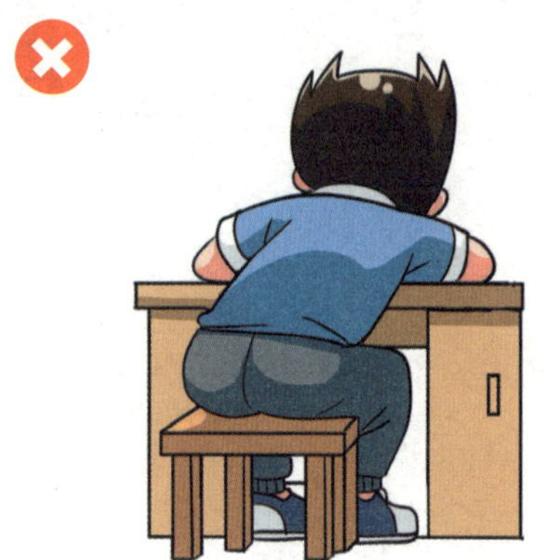

歪坐

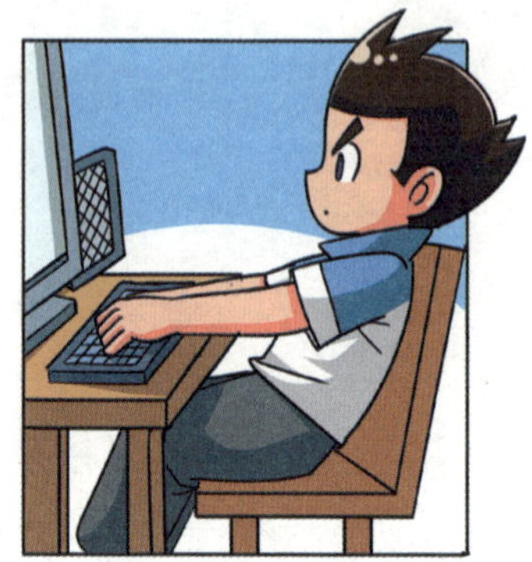

瘫坐

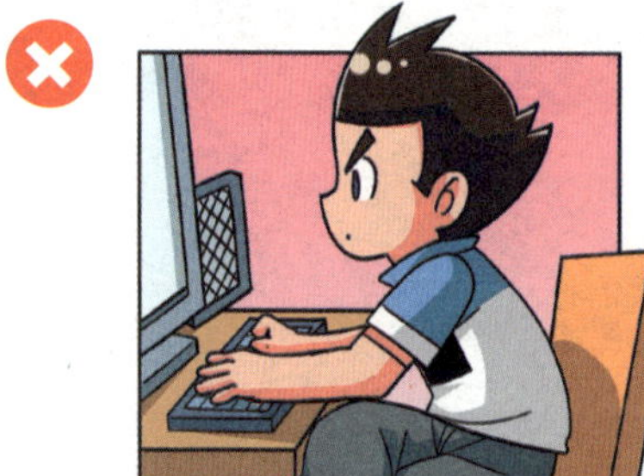

跷二郎腿

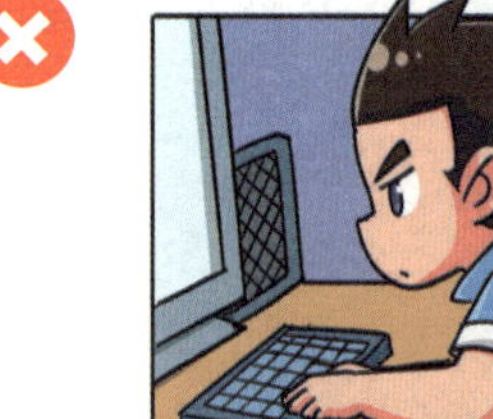

驼背坐姿

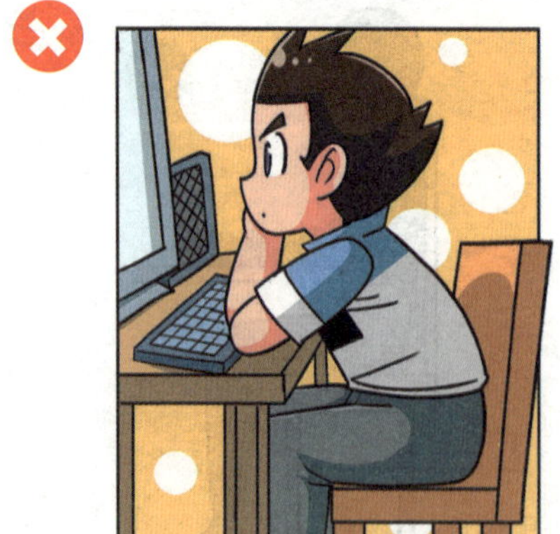

托腮坐

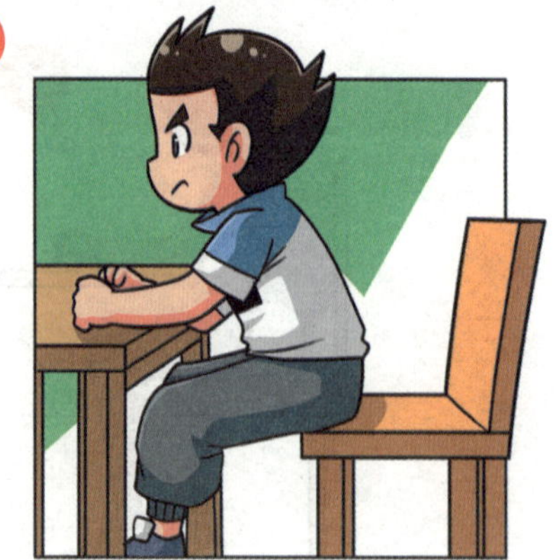

三分之一板凳坐姿

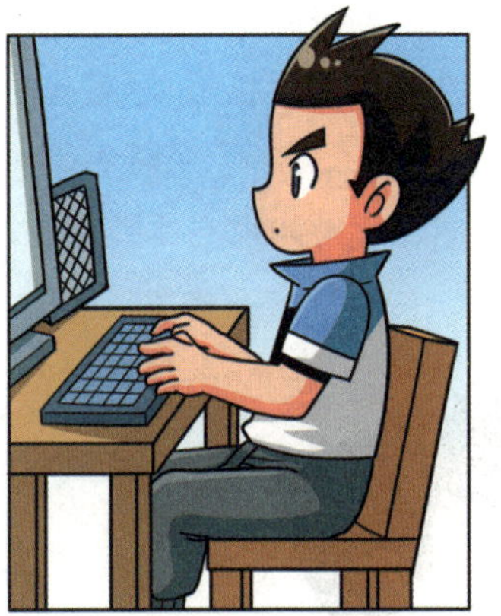

正确的坐姿

❶ 屈膝呈直角；

❷ 大腿和后背呈直角；

❸ 挺胸收腹。

2.少坐

工作一段时间后，可以做一些伸展活动，踮踮脚尖、抬抬腿，改善下肢血液循环。

像小龙这样久坐长达 8 个小时，那是因为缺乏父母监管和必要的自觉性。以下几个动作，可以缓解久坐带来的危害。

跪式起跑弓步

身体呈分腿跪姿，左腿在前，屈膝约呈 90 度，右腿在后，膝盖触地；背部挺直，双手置于左腿大腿上，目视前方。髋部向前移动，直至髋部屈肌有中等程度的拉伸感。保持拉伸动作，持续 10-30 秒。然后两腿交换，再来一次。

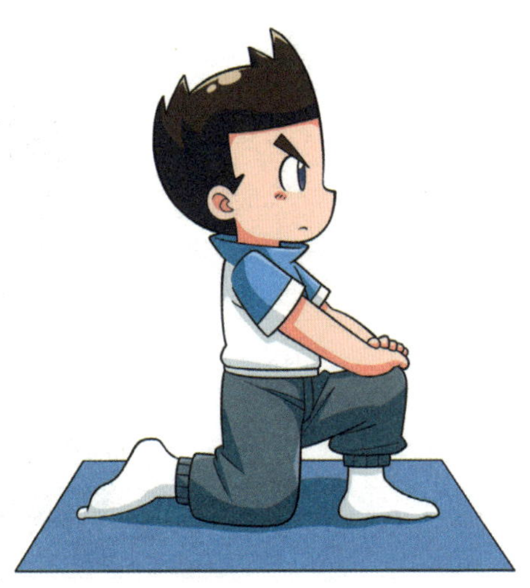

半跪姿股四头肌拉伸

身体呈前后腿半跪姿势；左腿在前，屈膝呈 90 度；右腿在后，右膝着地，右手握住右脚，背部挺直。然后，右手尽量将右脚拉向右侧臀部，身体慢慢前倾，直至右腿股四头肌和屈髋肌群有中等程度的牵拉感，拉伸动作持续 10~30 秒。一侧做完，双腿交换，再来一次。

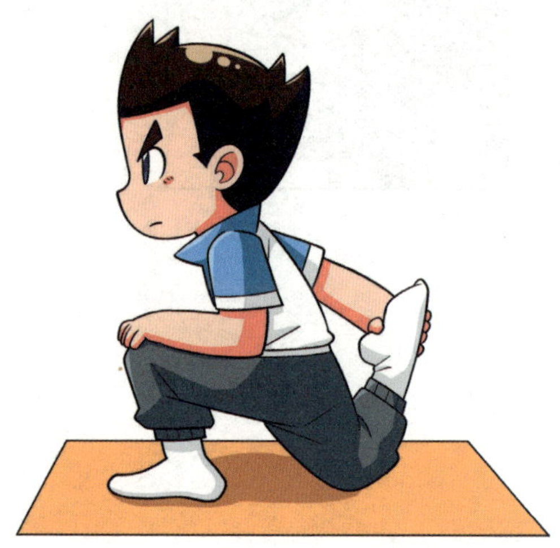

内收肌坐式蝶形

身体呈坐姿，背部挺直；双腿屈膝，双脚脚底靠拢，尽量贴近身体；双臂自然下垂，双手分别握住双脚踝关节，并将前臂分别压在大腿膝关节内侧；目视前方。然后头部、胸部缓慢向双腿间靠拢，直至内收肌有中等程度的牵拉感。

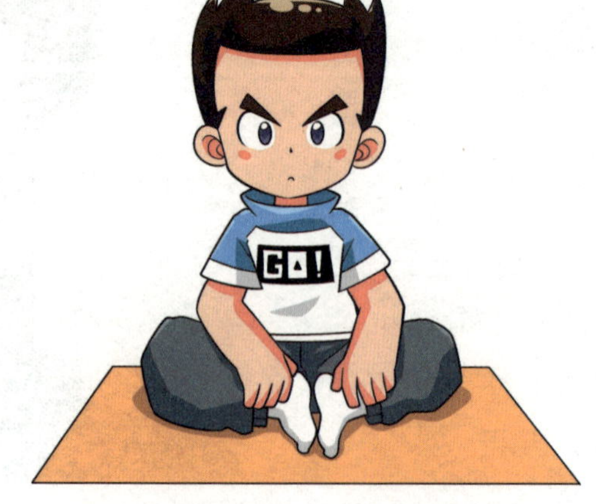

动态眼镜蛇式

身体呈俯卧姿，胸部尽量贴近地面；双臂屈肘置于胸部两侧，双手与前臂触地支撑躯干；目视正下方。下肢不动，双臂伸直，将胸部推离地面，目视前方，直至腹肌有中等程度的牵拉感。

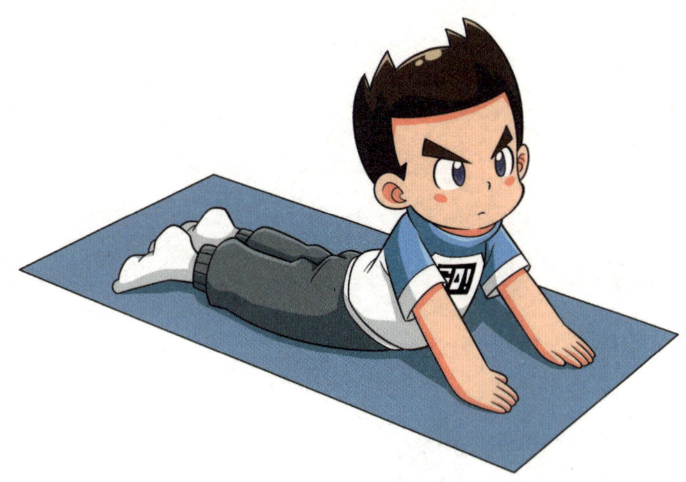

动态弓式拉伸

身体呈俯卧姿，双腿后伸，双手抓住同侧脚脚背或脚踝，目视地面。头部后仰、躯干后倾呈弓形；同时双手向上拉动脚背或脚踝使双膝离地，直至目标肌肉有中等程度的牵拉感。

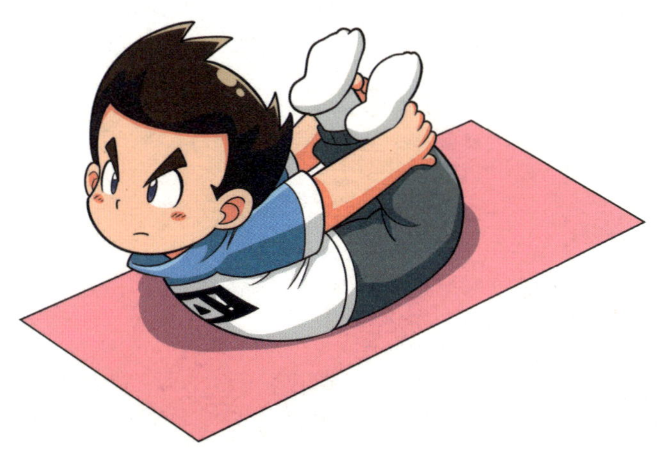

第二部分

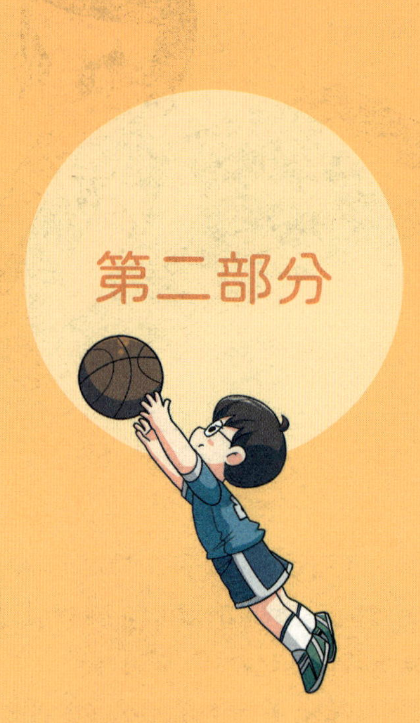

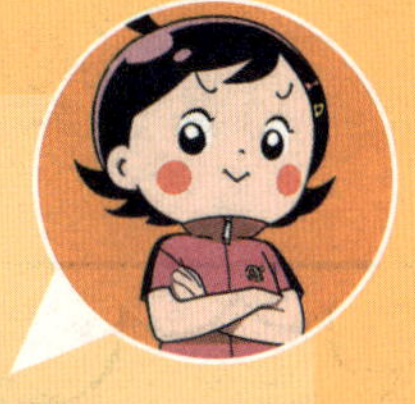

黄金生长期
运动来助力

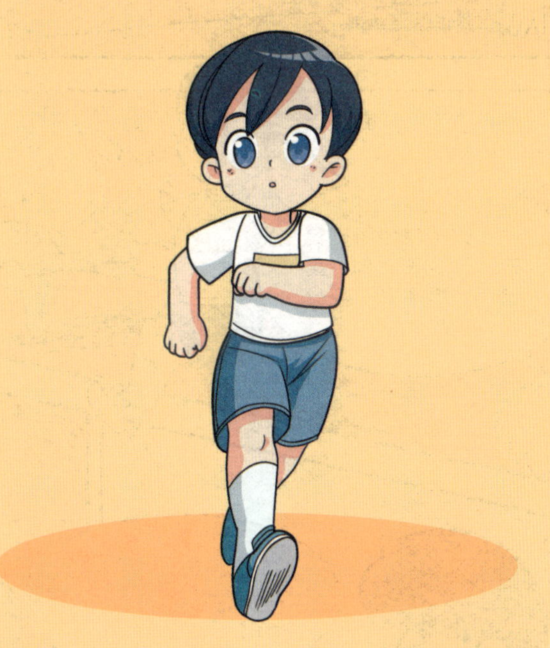

青少年时期是人体成长中最为重要的发展阶段，此时通过科学运动的介入，可以极大促进身体全面发展，为未来健康奠定基石。

01 黄金生长期 运动来助力

跑步也有大学问

预备——
砰！
徐星，你是大长腿，第一非你莫属！
小龙，不妙呀，徐星看来拿不了第一。
他现在的跑步姿势是错误的，他身子后仰，重心偏后，抵消了一部分向前的动力……
最后一名。
哎呀，又错了，徐星为了追赶别人，步子又迈大了！

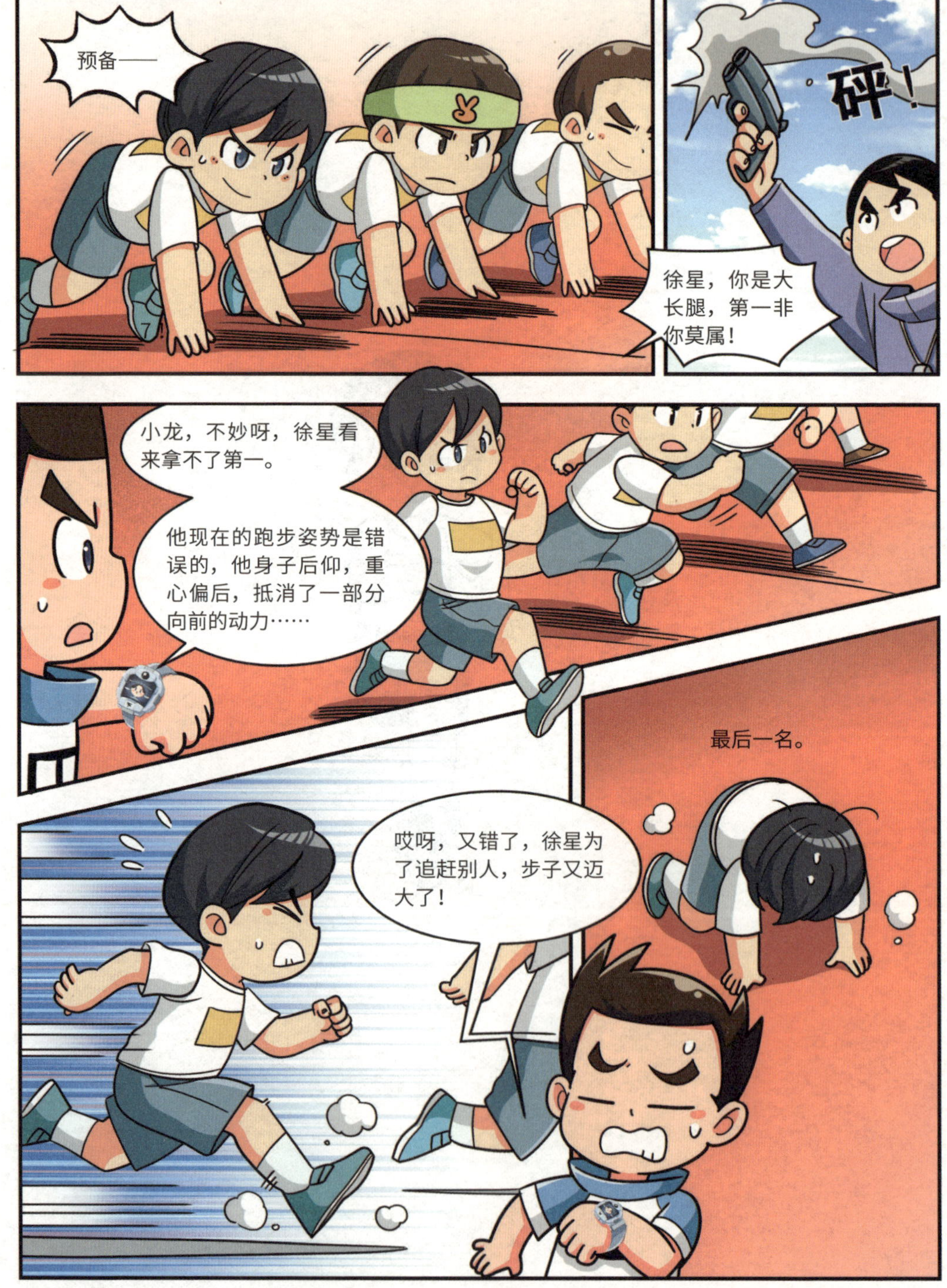

圆柱教练来了

YUANZHUJIAOLIANLAILE

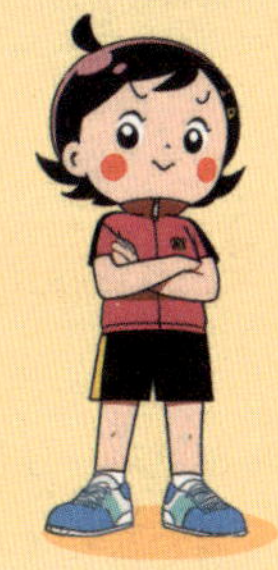

呀，星星，你应该在参赛前听圆柱给你讲讲跑步的要点的。

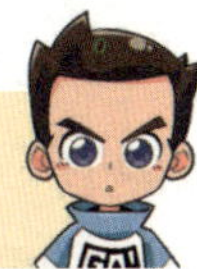

今天发挥失常了。

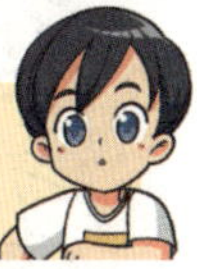

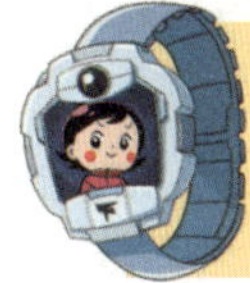

星星，你败在没有使用正确的跑步姿势。你要知道，跑步也有大学问呢！

跑步还能有什么学问？是个人都会跑啊！

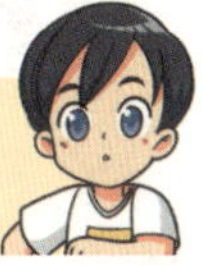

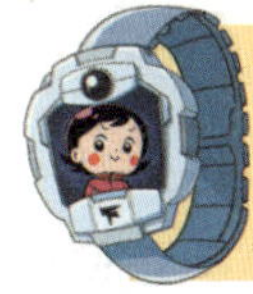

但是如果要跑得快，降低运动损伤，跑步的学问是必须要了解的。

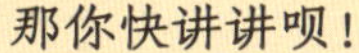

那你快讲讲呗！

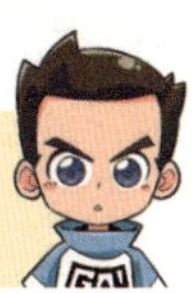

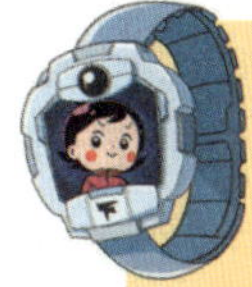

没问题！人类“天生会跑”，但正确合理的跑姿并非天生，而是通过后天学习、运用、改进而逐步形成的最佳动作模式。大多数非专业运动员或多或少都存在跑步姿势问题，给你们讲讲最常见的几种错误跑步姿势。

1. 摆臂姿势

跑步时摆臂是必需的动作，能起到平衡身体、提供动力、辅助呼吸等作用。手臂应自然地前后摆动，肘关节弯曲约 90 度，手指和手腕保持放松状态。很多人跑着跑着，就会变成左右横摆的动作。

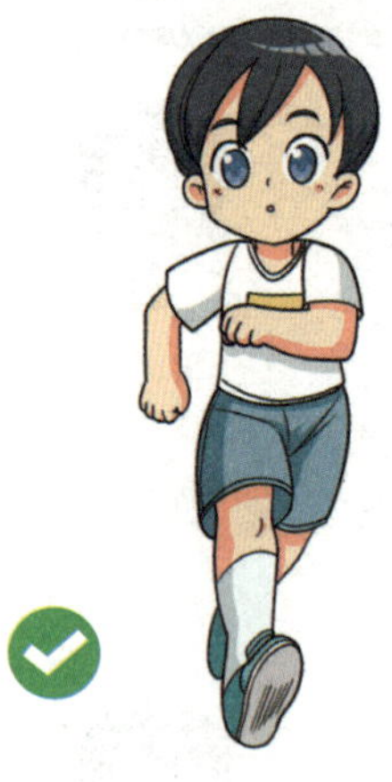

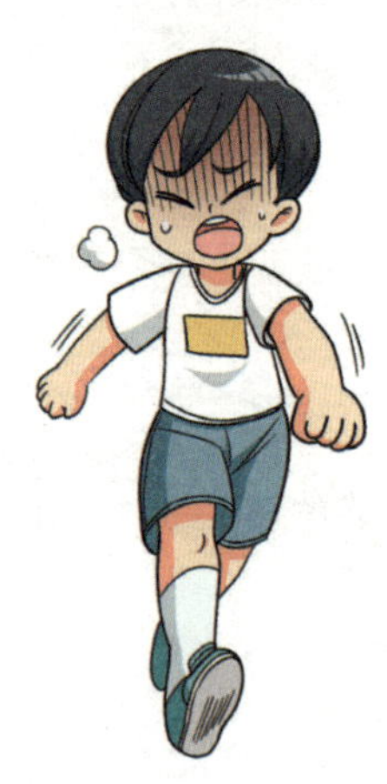

2. 身体后仰

跑步时随着速度与时间的增加，会越发明显地感受到迎面而来的风阻，这时候，人就会不由自主地后仰了。此时身体的重心也会随之后移，这会让人跑得越来越吃力。这可能会导致多种问题，包括运动效率降低、增加受伤风险以及影响呼吸等。

3. 大步幅跑

步幅指的是跑步时每一步的长度，即一只脚从着地到下一次同一只脚再次着地所经过的距离。步幅的大小受到多种因素的影响，包括个人的身高、腿长、柔韧性、力量和跑步速度等。步幅过大可能会导致身体过度前倾，增加对膝关节和脊椎的冲击，同时也可能导致脚步过重影响跑步速度。

哎呀，我都不知道跑步还有这么多讲究。

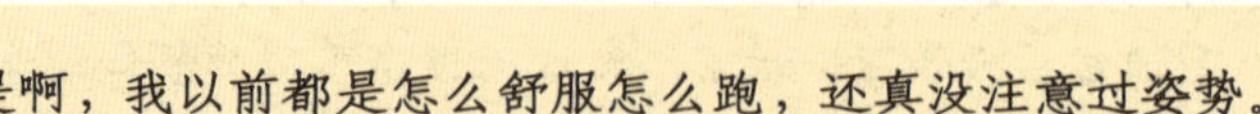

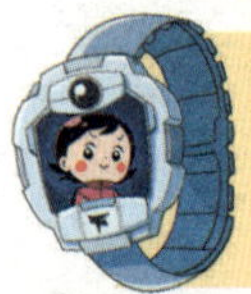

没关系，意识到问题就是改进的第一步。而且不仅跑步时有讲究，跑步之后，也有很多需要注意的哦。

运动建议

YUNDONGJIANYI

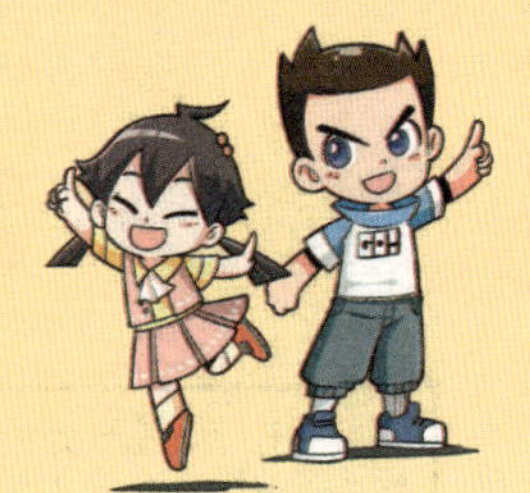

跑完步后，为了确保身体恢复和避免受伤，有一些注意事项需要遵守。

1. 不要立即停止活动

跑步后，人体全身上下都得到活动，应使身体各部位慢慢放松下来。建议跑完后漫步几百米，全身彻底放松后再进行其他活动。

2. 进行拉伸

跑完后一定要拉伸腿部韧带，以防止小腿肌肉结块，拉伸肌肉线条，使肌肉线条变得纤长。

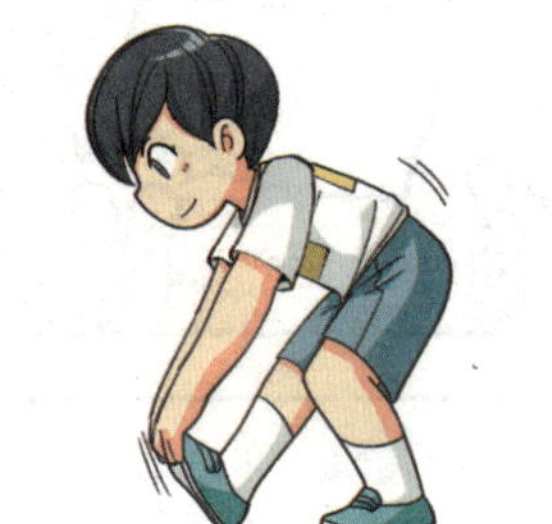

拉伸

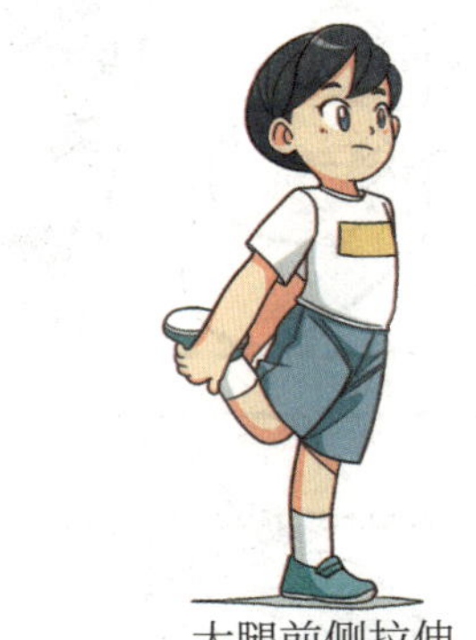

大腿前侧拉伸

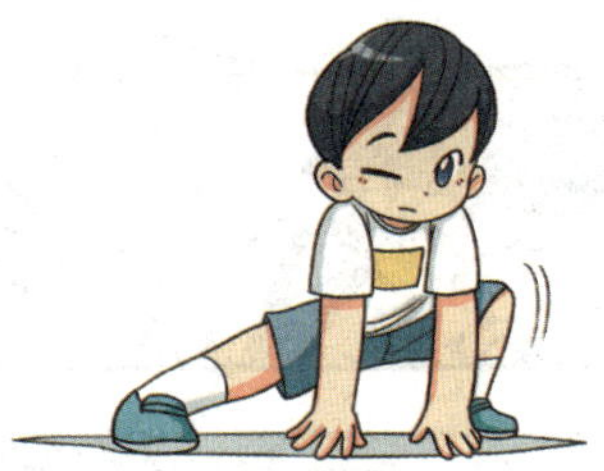

大腿内侧拉伸

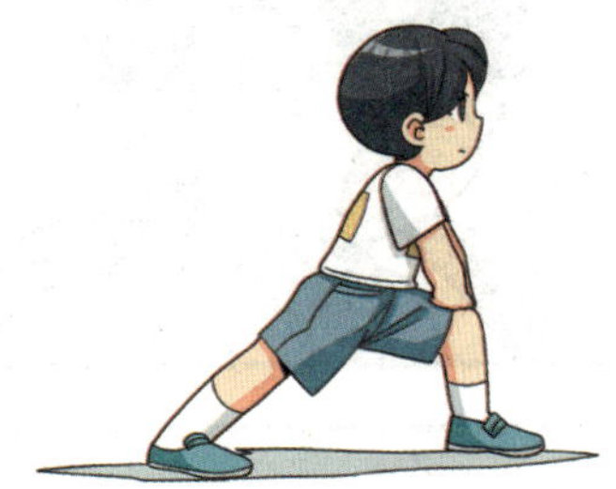

小腿拉伸

3. 适时补充水分

跑步后，尤其是夏季或长时间跑步后，需要及时补充水分。喝水时不能大口大口喝，要均匀地喝。

02 黄金生长期 运动来助力

我们要长高

同学们，现在开始测量身高体重啦，大家排好队一个个来。
几年级？几岁？
165cm。
六年级，12岁啦！
同学，你身高165cm，超过12岁男生152.18cm的中位数标准哦！继续加油！
开心！

四年级，10岁。
125cm。

唔，小姑娘，你才125cm，离10岁女生126.38cm的最低标准还差1.38cm，后面可要注意了啊。

“我们要长高”联盟，正式成立！

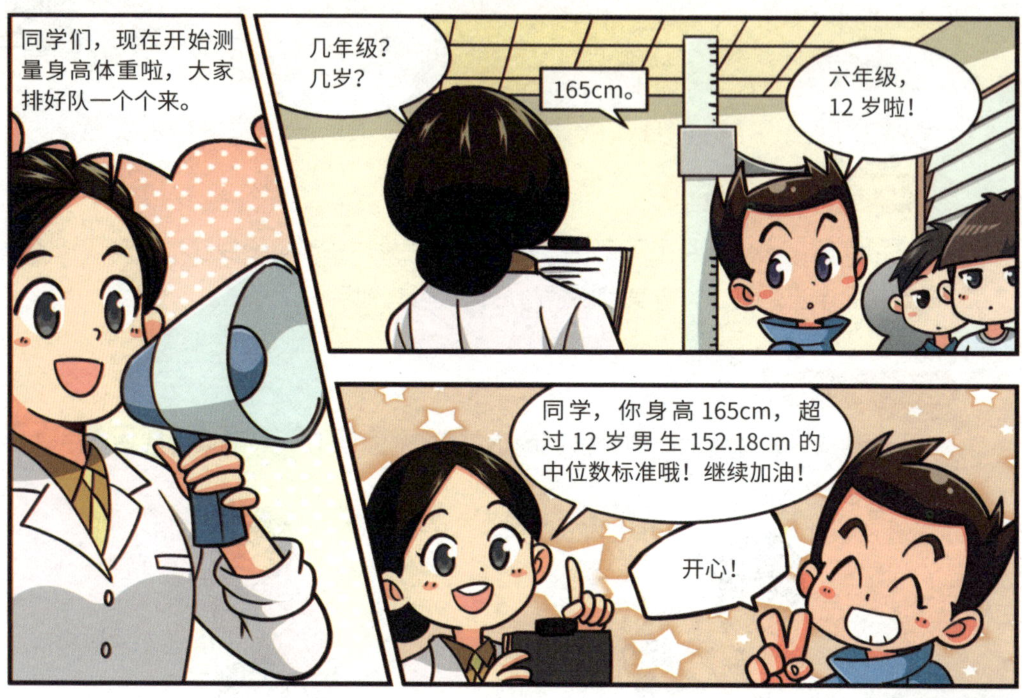

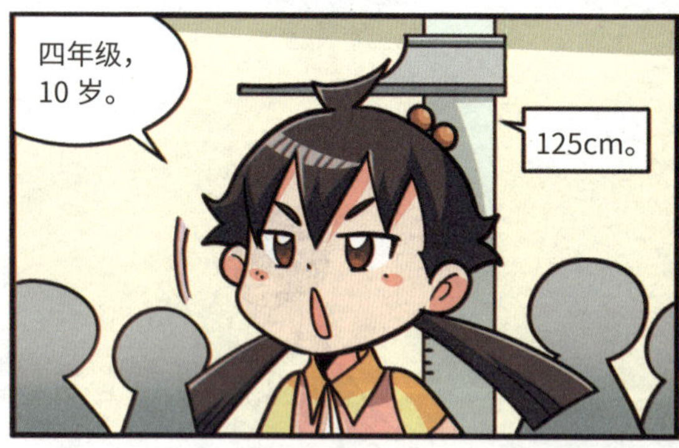

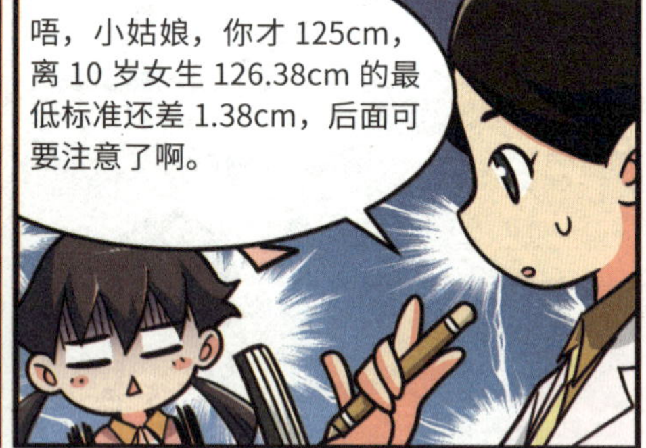

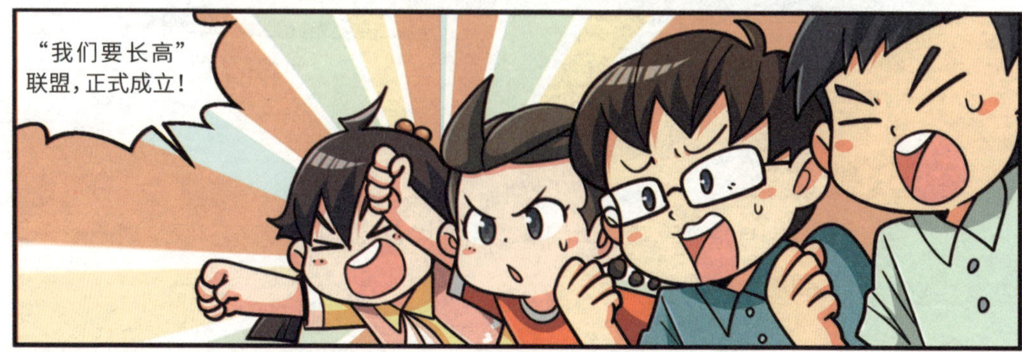

圆柱教练来了

YUANZHUJIAOLIANLAILE

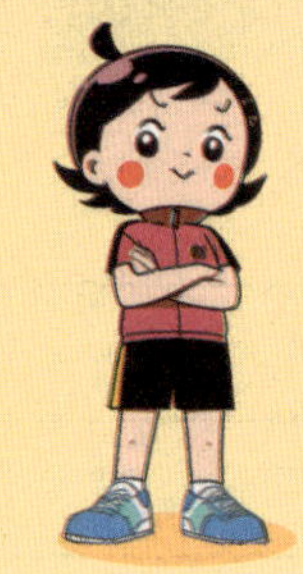

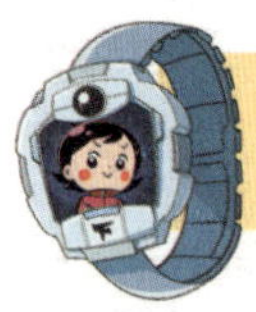

各位联盟成员好，我是你们的生长指导专家圆柱！

嘻嘻，“我们要长高”联盟，其实就是小矮人联盟呗……

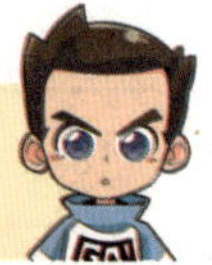

哥哥你真讨厌！这里没你的事！

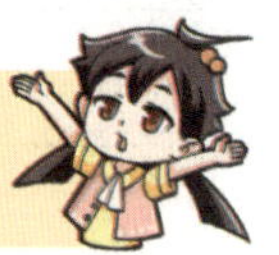

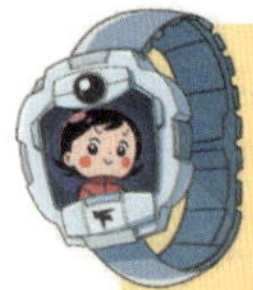

身高标准是出自国家卫健委于 2018 年 12 月 1 日颁布并实施的《7 岁 ~ 18 岁儿童青少年身高发育等级评价》，我把表给你们列出来了，男生和女生各有不同标准。其中 SD 为标准差，共分为五个等级，身高 < -2SD 为下等；身高 ⩾ -2SD 且 < -1SD 为中下等；身高 ⩾ -1SD 且 ⩽ +1SD 为中等；身高 > +1SD 且 ⩽ +2SD 为中上等；身高 > +2SD 为上等。

男生身高发育等级划分标准

单位：cm

年龄 / 岁	-2SD	-1SD	中位数	+1SD	+2SD
7	113.51	119.49	125.48	131.47	137.46
8	118.35	124.53	130.72	136.90	143.08
9	122.74	129.27	135.81	142.35	148.88

10	126.79	133.77	140.76	147.75	154.74
11	130.39	138.20	146.01	153.82	161.64
12	134.48	143.33	152.18	161.03	169.83
13	143.01	151.60	160.19	168.78	177.38
14	150.22	157.93	165.63	173.34	181.05
15	155.25	162.14	169.02	175.91	182.79
16	157.72	164.15	170.58	177.01	183.44
17	158.76	165.07	171.39	177.70	184.01
18	158.81	165.12	171.42	177.73	184.03

女生身高发育等级划分标准

单位：cm

年龄 / 岁	-2SD	-1SD	中位数	+1SD	+2SD
7	112.29	118.21	124.13	130.05	135.97
8	116.83	123.09	129.34	135.59	141.84
9	121.31	128.11	134.91	141.71	148.51
10	126.38	133.78	141.18	148.57	155.97
11	132.09	139.72	147.36	154.99	162.63
12	138.11	145.26	152.41	159.56	166.71
13	143.75	149.91	156.07	162.23	168.39
14	146.18	151.98	157.78	163.58	169.38

15	147.02	152.74	158.47	164.19	169.91
16	147.59	153.26	158.93	164.60	170.27
17	147.82	153.50	159.18	164.86	170.54
18	148.54	154.28	160.01	165.74	171.48

呜呜呜，我还是 -2SD。

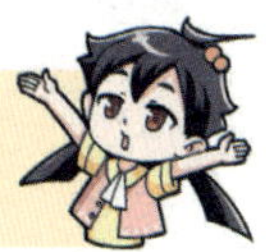

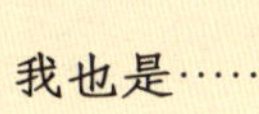

我也是……

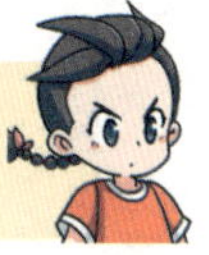

唉，反正是不达标，圆柱，你还是讲讲补救方案吧！我可不想到小学毕业时还被小龙嘲笑。

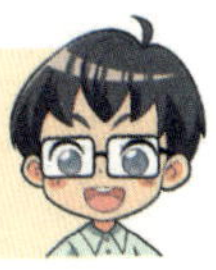

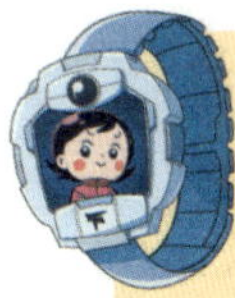

青少年的身高与遗传、日常饮食、体育运动等各方面都有关系，你们每个人的生长环境都不同，我就给你们一些体育运动的建议吧！

运动建议

YUNDONGJIANYI

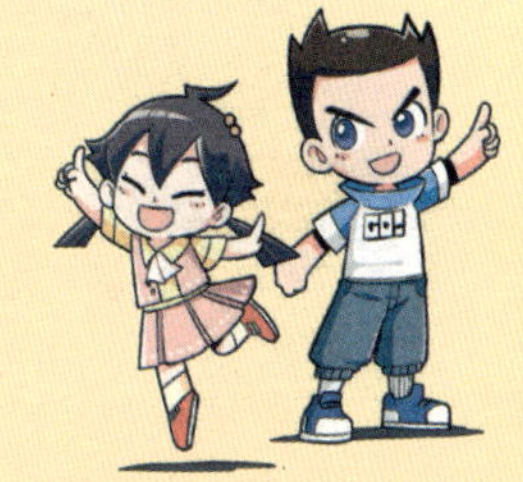

青少年要想促进身体增长，可以多做一些有助于骨骼生长和身体发育的运动。以下是一些推荐的运动类型。

1. 跳绳

作为一种有氧运动，跳绳能够促进心肺功能，同时对腿部骨骼产生良性刺激，有助于身高增长。跳绳时，由于连续不断地跳起和落地，落地时由于身体的重量对下肢骨骼产生适度的压力，对骨骼尤其是下肢长骨的骨骺产生持续的刺激，如此能促进骨质增强和骨骼生长。

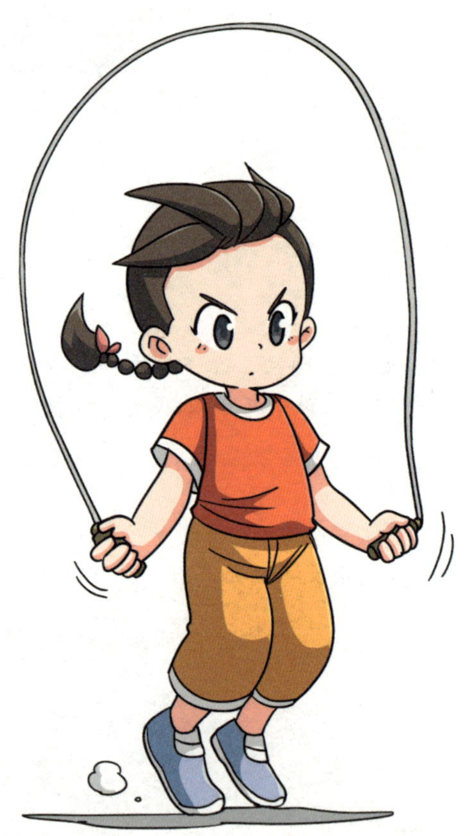

2. 游泳

游泳是一项很好的全身性体育运动，在游泳的过程中，四肢、躯干得到充分舒展。游泳可以锻炼人们的心肺功能，更重要的是许多重要关节如肩关节、膝盖、脚踝等不断得以延伸，还能加速新陈代谢，增强骨骼细胞活力，从而有助于长高。

3. 篮球

打篮球时人体的基本活动包括跑、跳、投。这种同时又跑又跳的动作，易对骨骼产生爆发性刺激。骨骼肌作用在骨骼上产生纵向压力（垂直应力），对长骨软骨细胞增殖有着最为显著的作用，有利于身高增长。

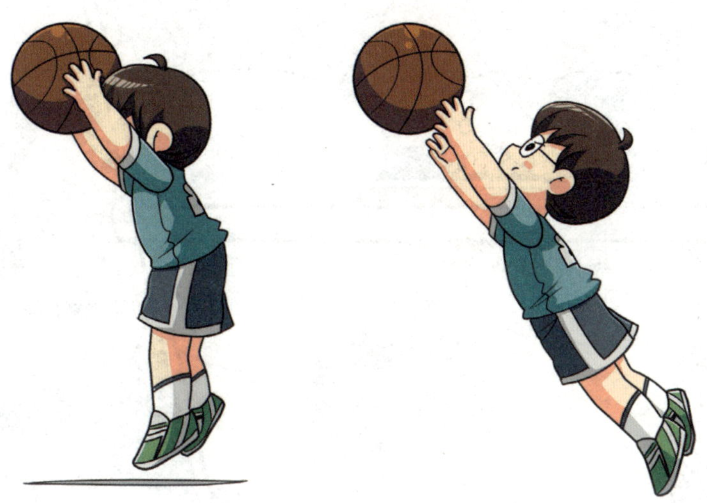

需要注意的是，虽然运动对青少年的生长发育有积极作用，但身高的增长主要还是受遗传因素影响。此外，过度运动或不当的运动方式可能会带来运动伤害，因此在进行任何运动前，建议咨询专业的医疗或体育训练人员，确保运动方式正确、运动适量。

黄金生长期 运动来助力

03 课间十分钟的运动

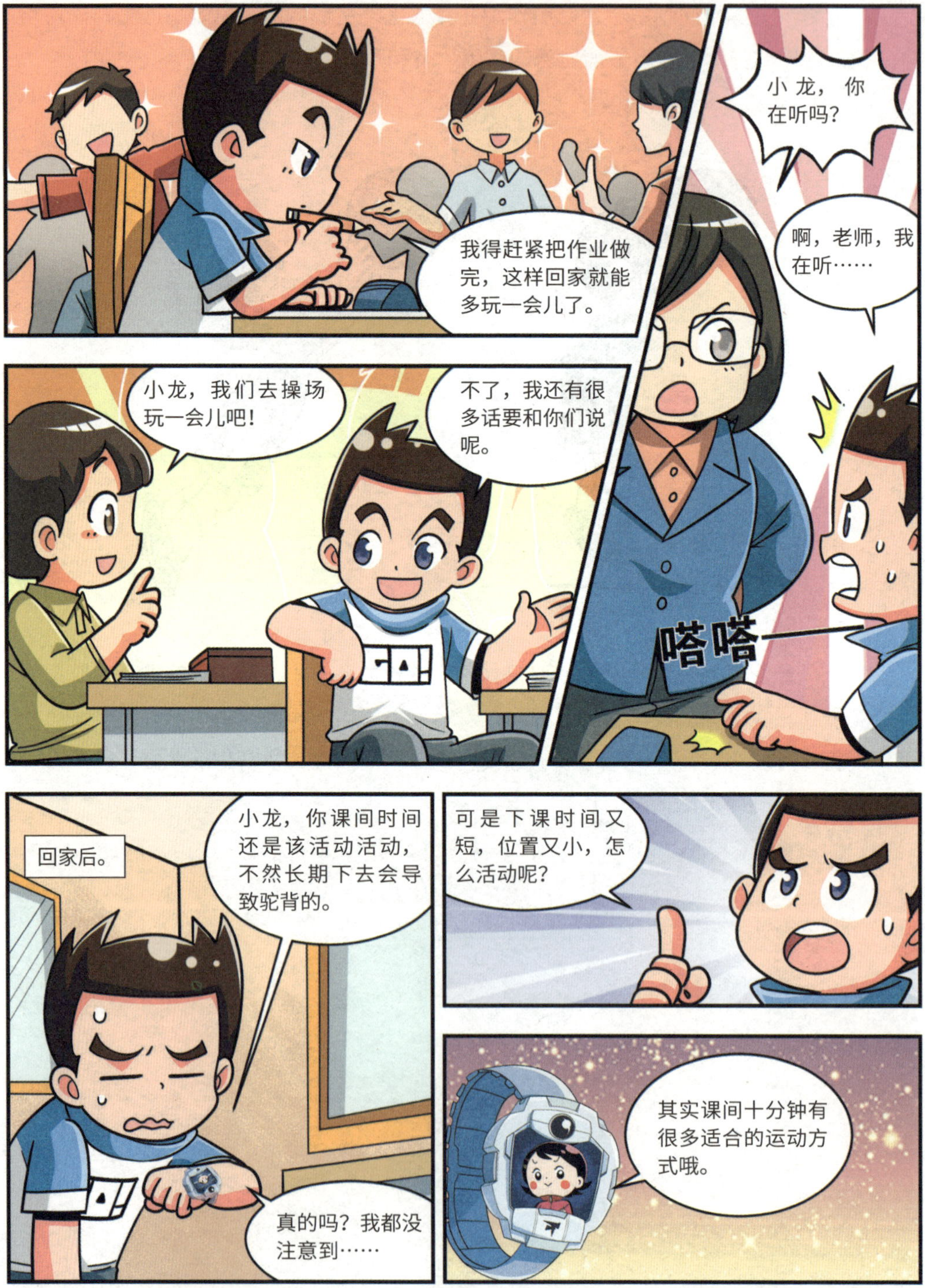

我得赶紧把作业做完，这样回家就能多玩一会儿了。

小龙，我们去操场玩一会儿吧！

不了，我还有很多话要和你们说呢。

小龙，你在听吗？

啊，老师，我在听……

嗒嗒

回家后。
小龙，你课间时间还是该活动活动，不然长期下去会导致驼背的。
真的吗？我都没注意到……

可是下课时间又短，位置又小，怎么活动呢？

其实课间十分钟有很多适合的运动方式哦。

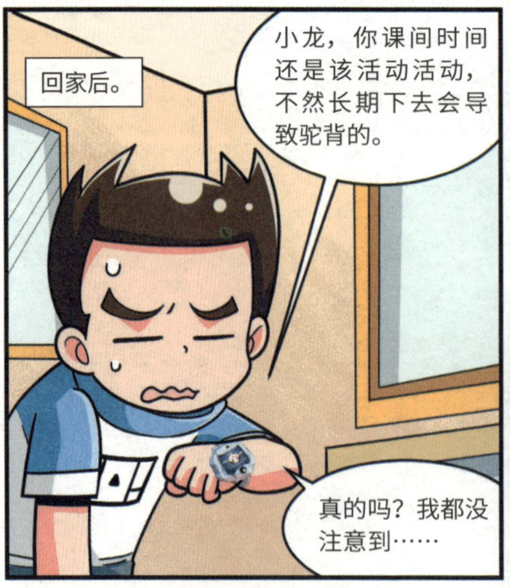

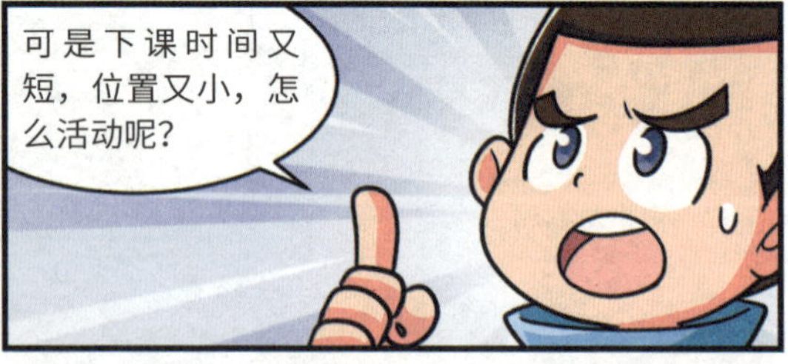

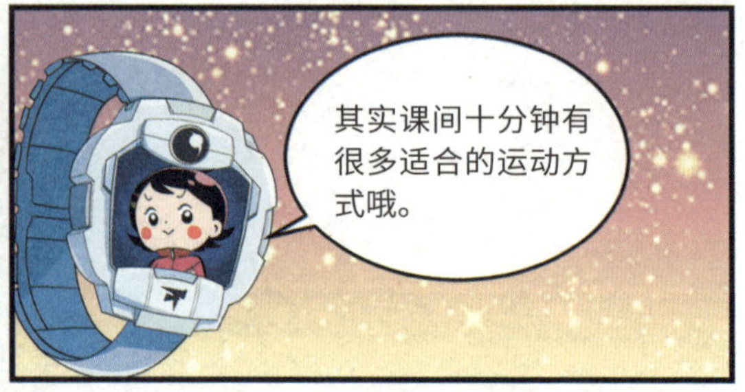

圆柱教练来了

YUANZHUJIAOLIANLAILE

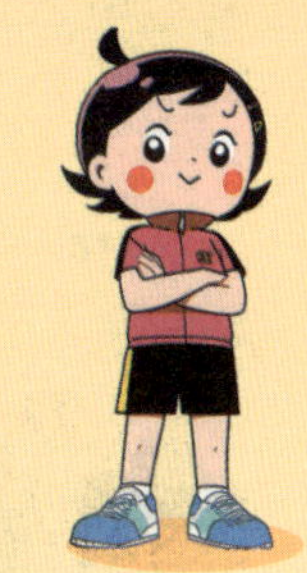

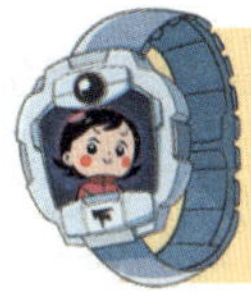

你下课时如果继续一直坐着不动，长时间保持同一姿势会使得脊柱和颈部肌肉过度紧张，引起驼背和颈部疼痛。

你以前确实告诉过我久坐的危害，我给忘了。

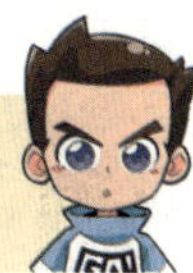

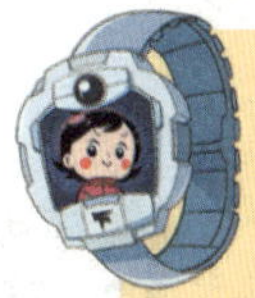

除此之外，你上课 45 分钟一直保持注意力高度集中，下课不活动一下，血液循环不畅，大脑的氧气供应减少，这会让你在下节课感觉疲劳和难以集中注意力。

难怪我最近上课总是走神。

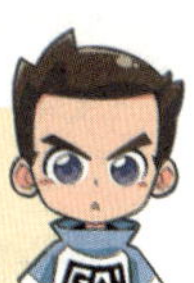

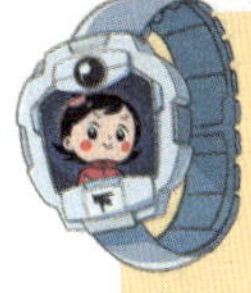

不仅如此，小朋友长期得不到充分活动，会减少身体释放内啡肽。内啡肽是一种提升情绪的化学物质，可能导致情绪低落和压力增大。

原来会引起这么多不好的后果啊！那到底什么活动适合课间练习呢？

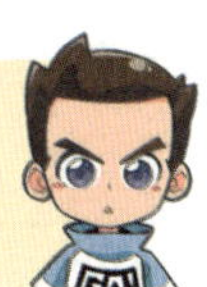

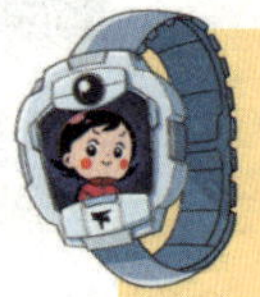

你可以试试做这些简单的课间活动，比如拉伸和走动，利用课桌椅的帮助，也能完成很多动作哦。另外，还可以做一下眼保健操，看看远处，缓解眼部疲劳。

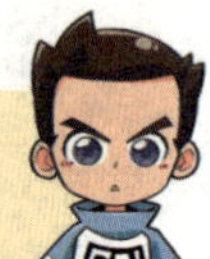

听起来不错，那我下节课就开始试试！

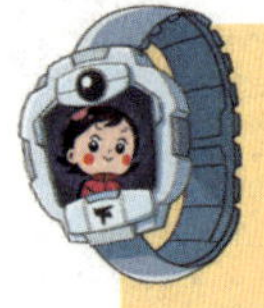

对了，你还可以去小雨的教室看看，你自己既能活动一下身体，还能督促小雨也运动一下。

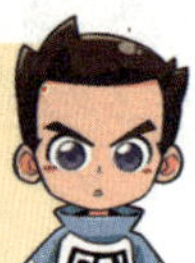

嘿，这你可不用担心，小雨上课都坐不住，下课铃一响肯定就跑得没影了。

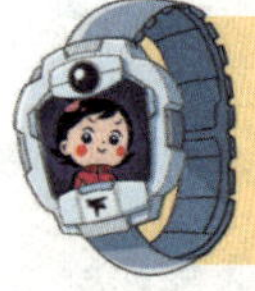

要记住，活动不一定要很剧烈，关键是要让身体动起来。你下课时可以做些轻松的伸展操，也可以带动同学们一起参与。

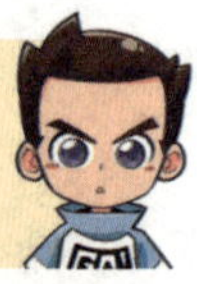

哈哈，那我岂不是成了课间活动的领操员了？好，我试试，也许这能成为我们班的“优良传统”呢！

运动建议

YUNDONGJIANYI

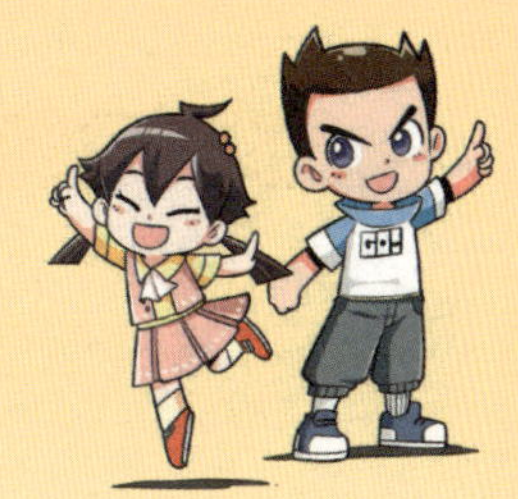

利用课桌椅的拉伸运动。

1. 拉伸颈部

将头部缓慢向一侧倾斜，尽量使耳朵靠近肩膀，保持10~15秒，然后换另一侧。

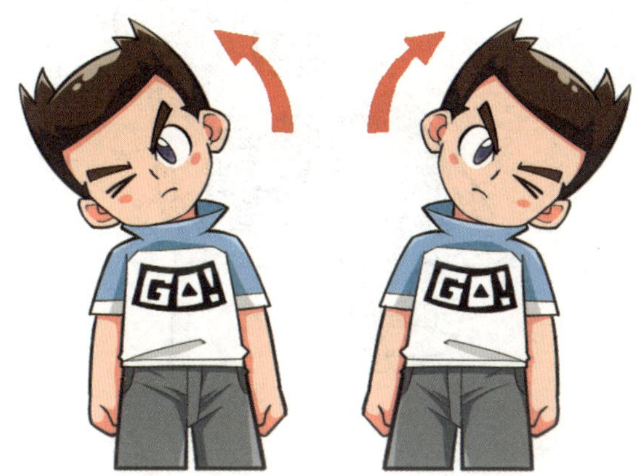

2. 课桌上压肩膀

坐在课桌前，先张开双臂抓住桌子两端，然后将肩膀贴近一侧桌子的棱边，向一侧转头，再弯曲同一侧的手臂，然后换侧进行。

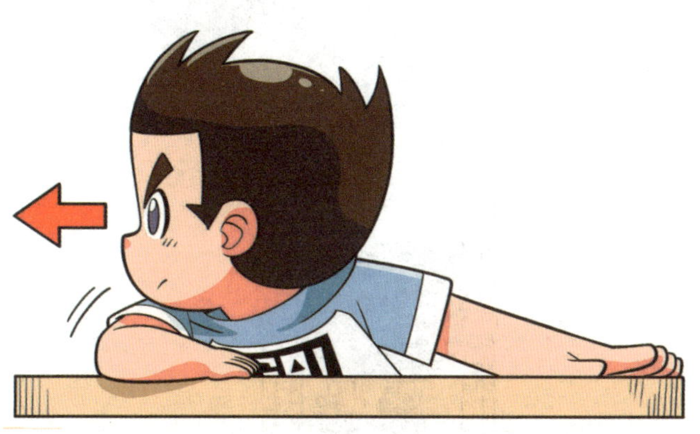

3. 转动上半身抓椅背

坐在椅子上，挺直脊椎，然后把左腿放在右腿膝盖上面，向左侧方向转动上半身，并抓住椅背，然后换侧进行。

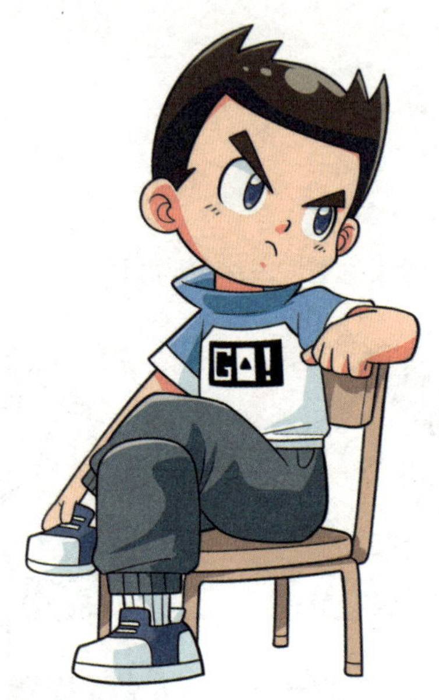

4. 向侧边弯曲上半身

一只手支撑在椅子上，然后向上举起另一只手臂，同时向支撑在椅子上的手臂方向弯曲上半身，然后换侧进行。

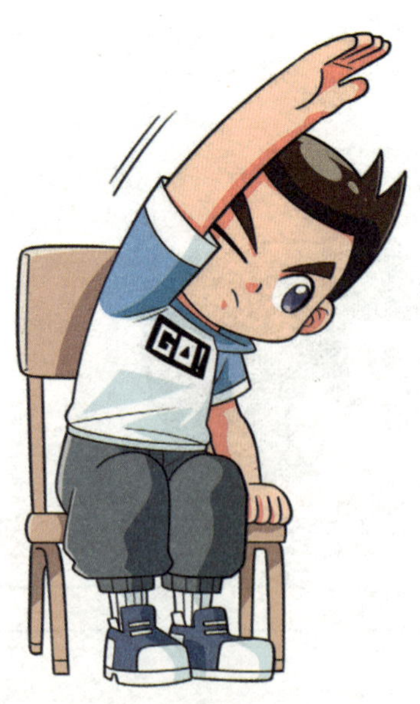

5. 举起双臂挺胸

在胸前十指交叉，然后向前伸直手臂。向上推双臂的同时挺直后背。

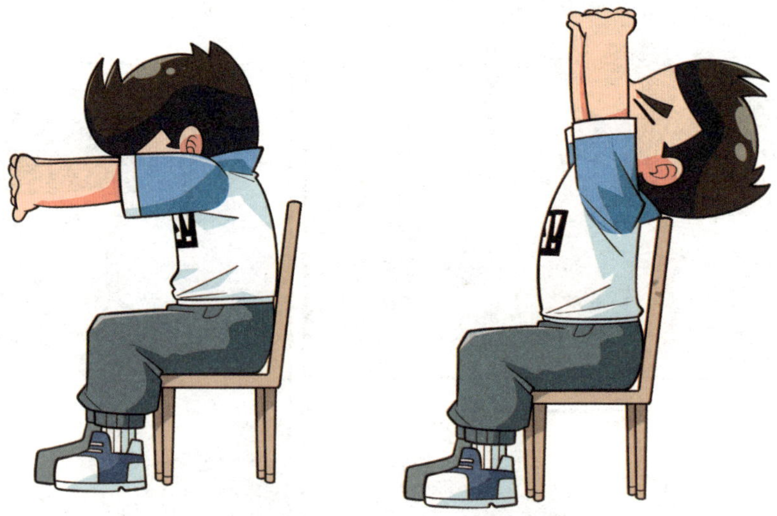

6. 直腿弯腰压上半身

在坐椅旁边分开双腿，然后用一只手抓住椅背，并向前弯曲上半身，使胸部尽量靠近一侧腿。

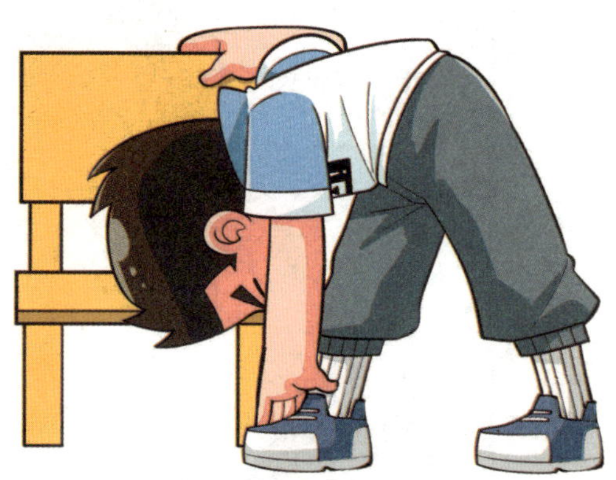

黄金生长期 运动来助力

04 懒人运动“大法”

我今天打算跑几圈，增强体力！
我就慢慢散步，享受早晨的新鲜空气。
GO!

爸爸，散步太慢了，我想找点更有挑战性的活动。

哎呀，小龙，慢跑好累啊，我跑不动了。
GO!

小雨，其实你可以尝试健步走，这样既有挑战性，又不会太累。

健步走真不错，感觉刚刚好！
小雨，你这种快步走的姿势不对哦。

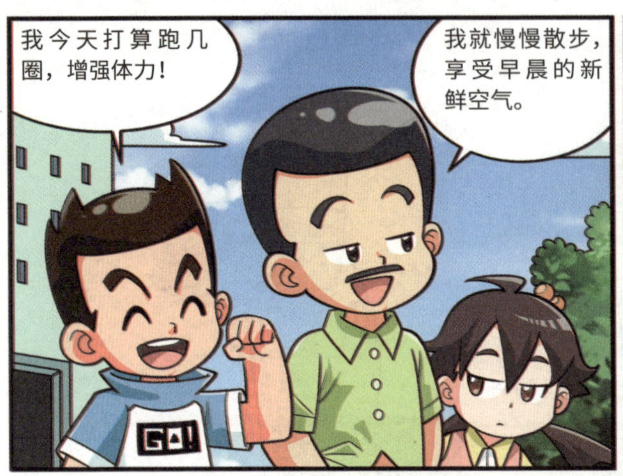

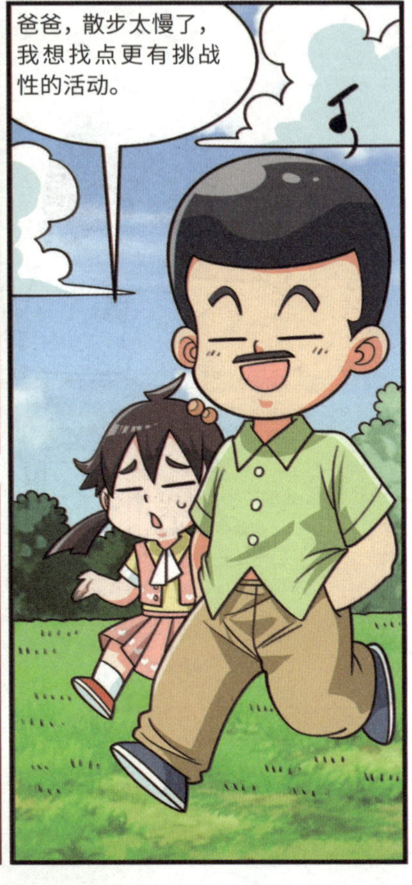

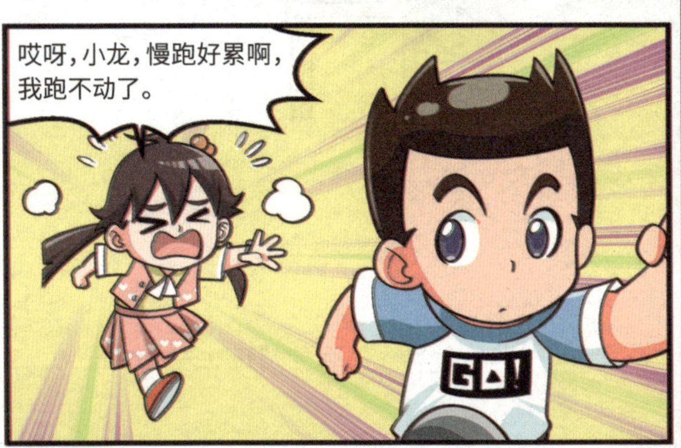

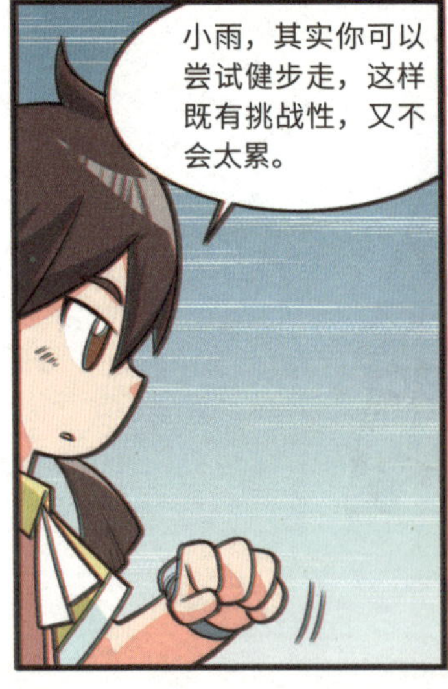

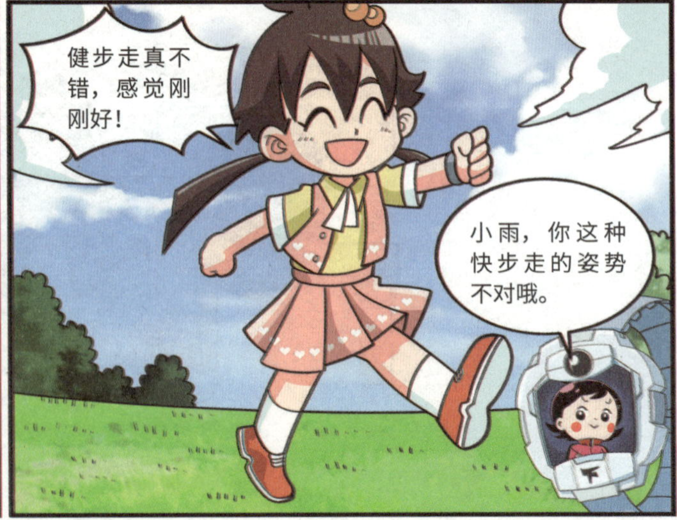

圆柱教练来了

YUANZHUJIAOLIANLAILE

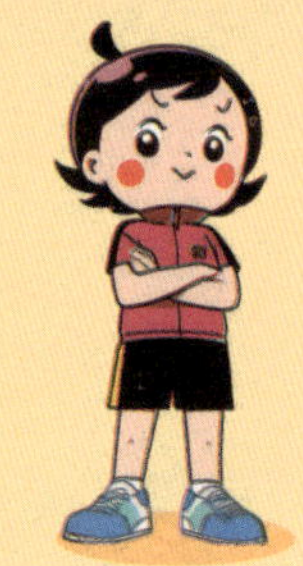

健步走不就是快点走路吗？还有正确姿势？

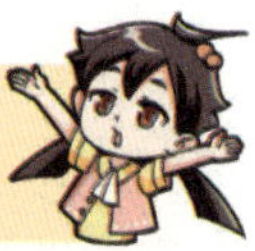

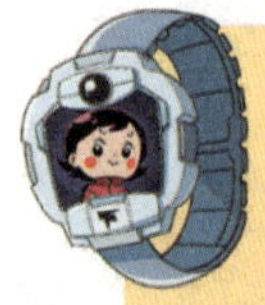

健步走姿势很重要，走的时候应该是肩颈放松，抬头挺胸，手跟着步行速度左右摆动；腰背要直，稍微收腹；身体微微向前屈，保持脚跟着地，脚尖蹬地的姿势。

我知道啦！那要走多快呢？

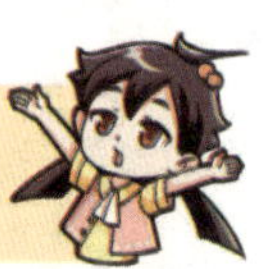

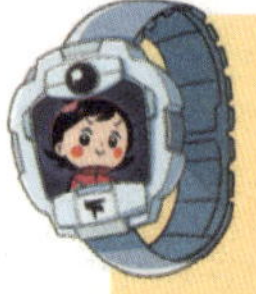

健步走一般每分钟 90～120 步，运动时身体微微出汗即可。健步走根据速度可分为：慢步走，每分钟 70～90 步；中速走，每分钟 90～120 步；快速走，每分钟 120～140 步；极快速走，每分钟 140 步以上。步行的快慢是决定锻炼效果的关键因素，速度太慢很难起到锻炼效果，太快可能会超出身体负荷，容易导致疼痛和损伤。

我们还要注意哪些呢？

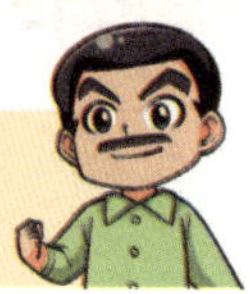

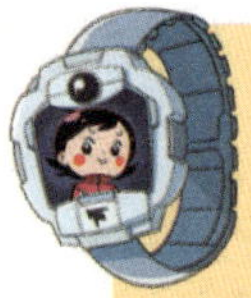

运动时间，傍晚锻炼效果佳；穿着透气衣服，一双合脚、轻便舒适的鞋；场地选择，塑胶场地、草地最好。不要盲目追求每天 10000 步，一般每天健步走 30～40 分钟，大概步数为 3000～4000 步，步频为 100 步 / 每分钟以上，就能达到很好的锻炼效果。

看来，我们都可以加入健步走的行列了。

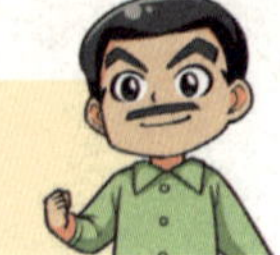

太好了，这样我们一家人都能一起享受健康的生活方式了。

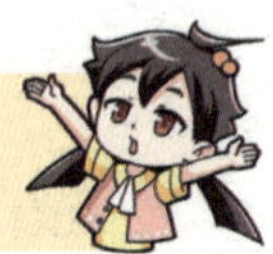

运动建议

YUNDONGJIANYI

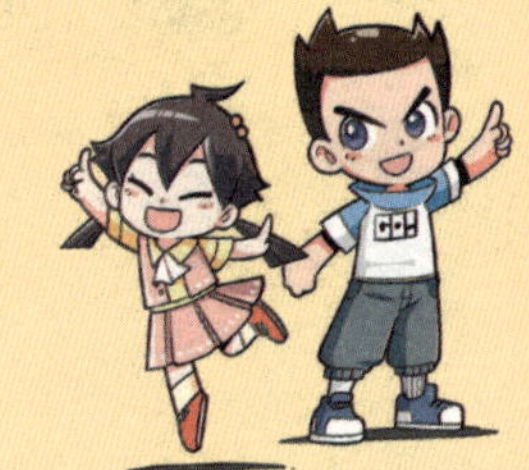

一、健步走的好处

健步走作为一种低至中等强度的有氧运动，对青少年和成年人都有许多益处，以下是健步走的一些好处。

1. 有助于心血管健康

健步走能够提高心率，增强心脏功能，有助于降低高血压、心脏病和中风的风险。

2. 控制血糖

健步走有助于改善身体对胰岛素的敏感性，改善机体血糖代谢，有助于治疗糖尿病及其并发症。

3. 延缓骨质疏松

与慢跑相比，健步走对关节的冲击较小，可以延缓老年人骨质疏松的发生，增强平衡能力。

4. 提高耐力和体能

规律的健步走可以提高心肺功能，增强体能。

5. 增强免疫力

规律的健步走可以增强免疫力，提高身体对疾病的抵抗力。

6. 减肥瘦身

作为一种有效的燃烧卡路里的活动，健步走可以帮助消耗脂肪，利于减肥。

7. 提高大脑功能

健步走可以提高大脑功能，延缓人体衰老。

8. 改善情绪

健步走能够促进大脑释放内啡肽，内啡肽是一种提升情绪的化学物质，有助于减少学习压力和抑郁感。

9. 提高睡眠质量

定期进行快步走的人通常会有更好的睡眠质量。

二、健步走的正确姿势

健步走的正确姿势为抬头、挺胸、收腹、摆手臂、迈步走。

1. 抬头

抬头，不是昂头，也不是伸头。视线平视，头与地面垂直即可，下巴收回。

2. 挺胸

肩膀放松，挺直腰杆。

3. 收腹

腰肌、腹肌微微用力收紧，目的是减轻大腿的负担，但并不是一直腹部吸着气走路。

4. 摆手臂

手臂自然下垂，随着步伐前后摆动，手肘也可以稍微弯曲，自然左右摆动，不需要额外用力摆臂。

5. 迈步走

足跟先着地，尽量做到脚步轻盈，别摩擦着地面拖着走。每走一步都要使脚完全抬离地面，也不需要高抬腿，微微抬起即可，避免对足踝部关节造成损伤。

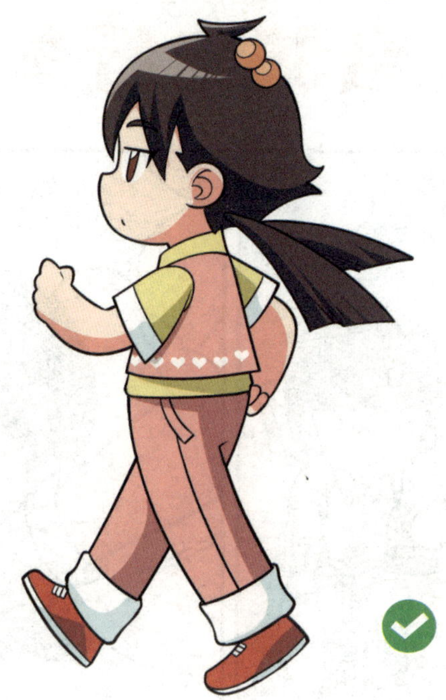

三、健步走后的注意事项

1. 及时补充水分

喝水时注意不要一次大量饮水，夏季最好选择淡茶水和淡盐水。如果是长距离的健步走，可随身携带一个小水壶。

2. 适当进行肌肉拉伸

有助于缓解身体疲劳感，避免健步走完之后肌肉酸痛。

3. 五不宜

不宜马上休息、不宜暴饮止渴、不宜立即洗澡、不宜大量补糖、不宜喝酒解乏。

4. 进食

健步走后半小时进餐为宜，最好是碱性食物。

黄金生长期 运动来助力

05 你会骑自行车吗

放学路上的骑行。

看，小龙，不用手也能骑，多酷！
哇，徐星，你太厉害了！

徐星，这样骑车非常危险！

看看这个视频，不安全的骑车姿势可能导致严重后果。

圆柱，那什么样的姿势才是正确的呢？
徐星，其实你自行车的座椅高度也不合适哦。

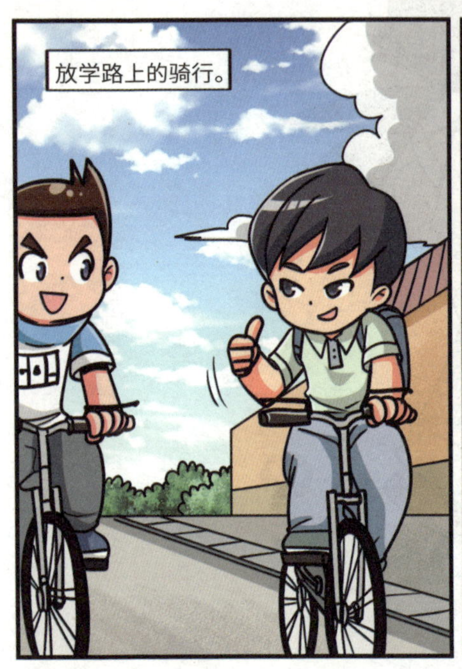

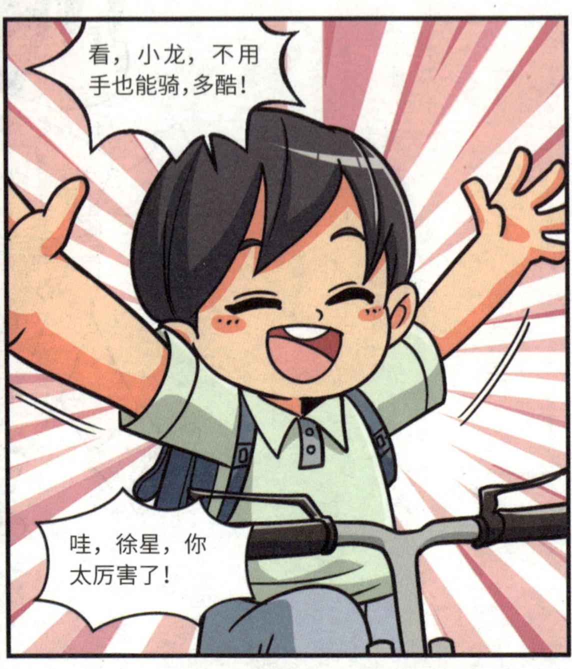

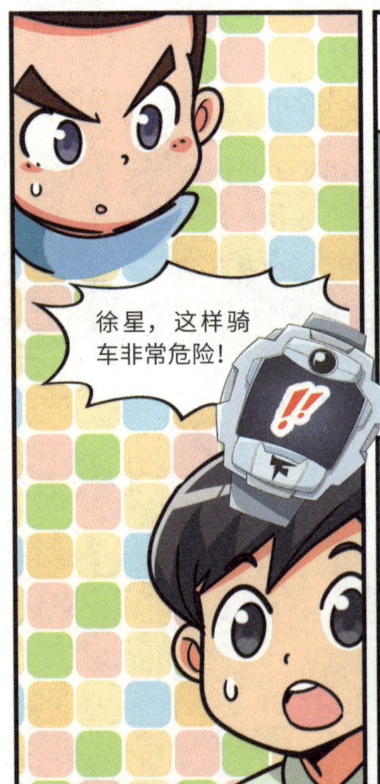

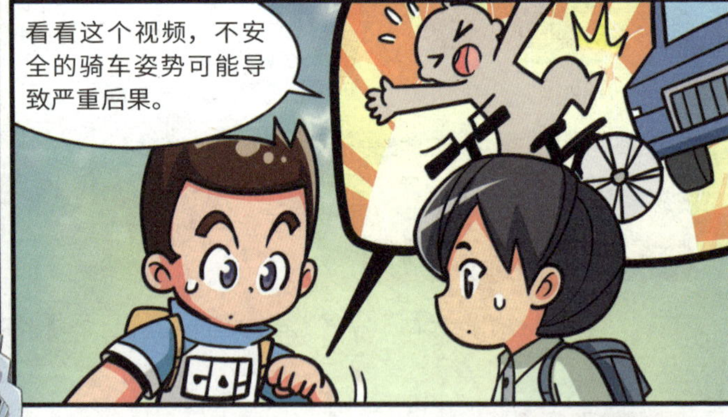

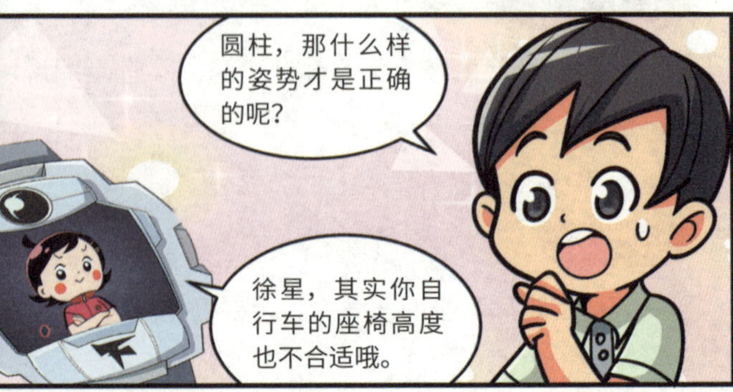

圆柱教练来了

YUANZHUJIAOLIANLAILE

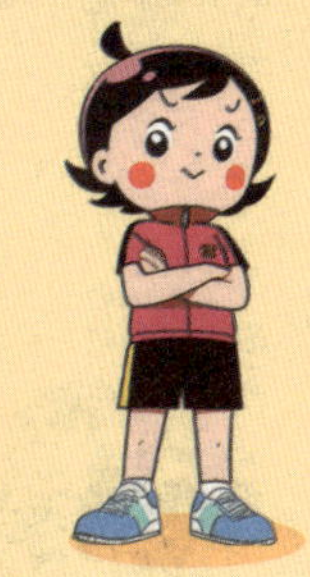

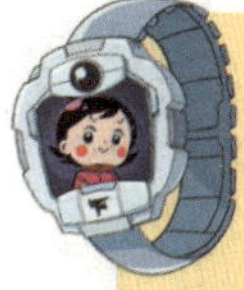

骑自行车对你们来说，确实是一项很好的运动，它不仅可以改善心肺功能和血管功能，还能燃烧脂肪帮助瘦身。但是，错误的姿势也有可能带来伤害哦。

圆柱，你刚才说我座椅高度不对，我确实觉得总是找不到座椅合适的位置，太高了脚够不着地，太低了又骑得不舒服。

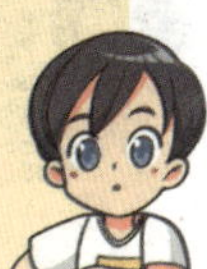

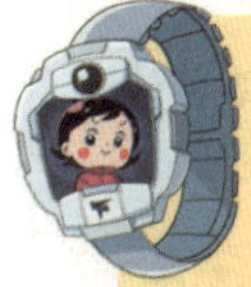

徐星，座椅高度的调整确实很重要。如果座椅太低，你的腿伸展不开，长时间骑行会造成肌肉局部紧张，甚至可能导致髌骨前侧疼痛；而座椅太高，你的膝关节会长期处于张力状态，容易造成关节疼痛，而且座板过高的话，人在踏板蹬到最低点的时候脚趾会过度地往下伸，可能造成跟腱受伤。

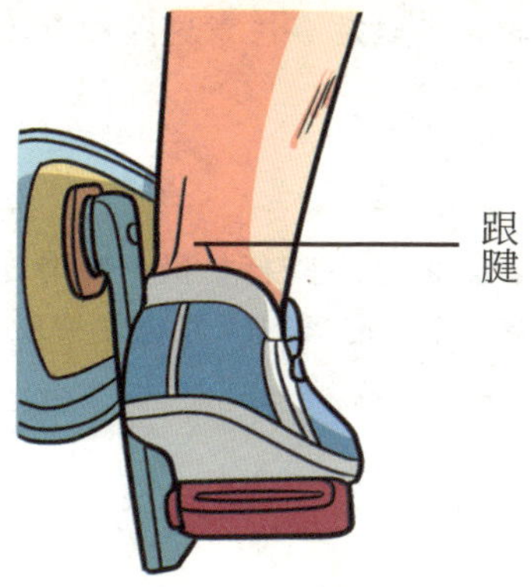

那座椅高度应该怎么调整呢？

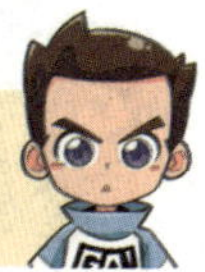

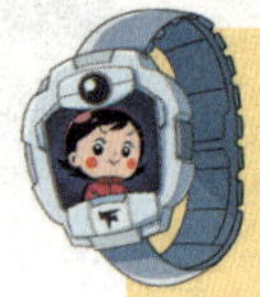

调整座椅高度时，你可以尝试这样：当你坐在自行车上，脚跟放在脚踏上，膝盖应略微弯曲。这样既能保证安全，又能减少关节和肌肉的压力。

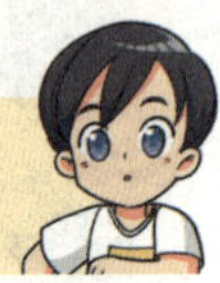

按照你的方法调整了一下，确实舒服多了。

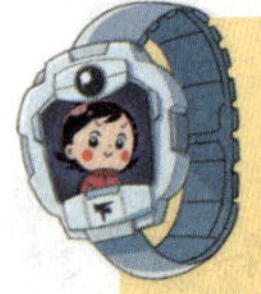

你们俩骑车的速度太快了！骑行速度应该根据个人的身体条件来决定。过快的速度不仅会增加受伤的风险，而且在紧急情况下也不容易及时刹车。记住，日常骑行不是为了竞速，而是为了健康和乐趣。

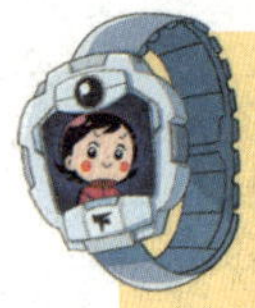

另外，骑行时间太长，尤其是在硬路面上，可能会对膝盖造成磨损。所以建议不要连续骑行过长时间，适当休息，让肌肉和关节有时间恢复。

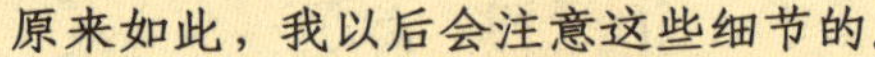

原来如此，我以后会注意这些细节的。

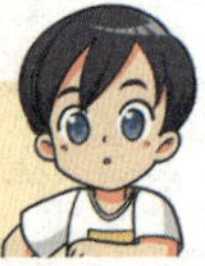

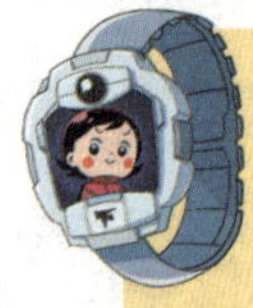

对了，还有一点很重要，那就是在骑行前做好热身运动，这可以预防肌肉拉伤。骑行结束后，适当的拉伸也能帮助肌肉放松，减少第二天的肌肉酸痛。

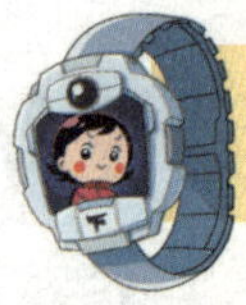

记得戴上头盔和护膝，预防总是胜于治疗。

运动建议

YUNDONGJIANYI

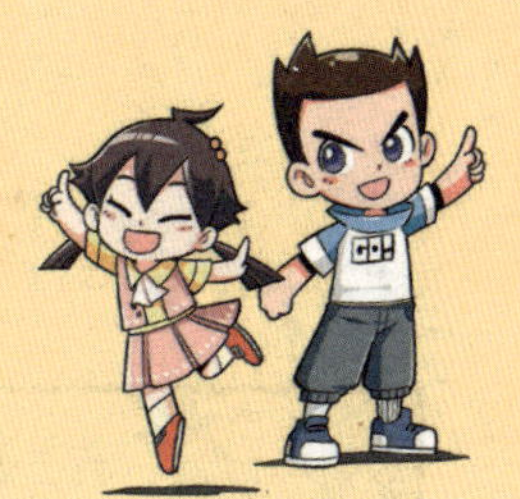

一、骑行的注意事项

骑单车应根据自己的身高选择合适的车型，调整车座的高度。用腋下夹住座包，伸直手臂，如果指尖恰好在车中轴处，那么座包高度就比较合适了。

在骑行时双肘关节应自然弯曲，身体稍微前倾；双下肢在伸直位时，膝关节稍微弯曲。

不要长时间保持一个姿势骑车，而且连续骑行时间最好不要超过一小时，否则会导致肌肉紧张，造成腰椎、颈椎、腕关节、膝关节等部位的劳损。

二、 常见的骑行误区

1. 不检查、维护车况

自行车最常见的检查、维护有：看车轮胎气压是否充足，链条是否完整，刹车是否失灵等。

平时习惯骑共享单车的朋友们，要注意检查一下刹车、车铃是否好用，以免碰到紧急情况时手忙脚乱。

2. 年龄不够就骑车上路

国家规定 12 岁以上的儿童可以在公共道路上骑自行车，但是日常生活中经常能在路上看到一些明显年龄不到 12 岁的小朋友在歪歪扭扭地骑着车，这类骑行其实是很危险的举动。

3. 不注意手的清洁卫生

不少骑行者在使用共享单车时不戴手套，骑完之后也不洗手。如果没有戴手套等防护品，手上的细菌就会随着汗液附着在车扶手上，而扶手上的防滑纹路正是细菌滋生的理想场所。不少共享单车都是“你骑完了我再接着骑”，使用频率很高，这会造成细菌交叉传播。因此，使用共享单车时最好自备骑车手套，若不使用手套，在使用完共享单车后，也要对手进行细致清洗。

06

黄金生长期 运动来助力

让运动成为习惯

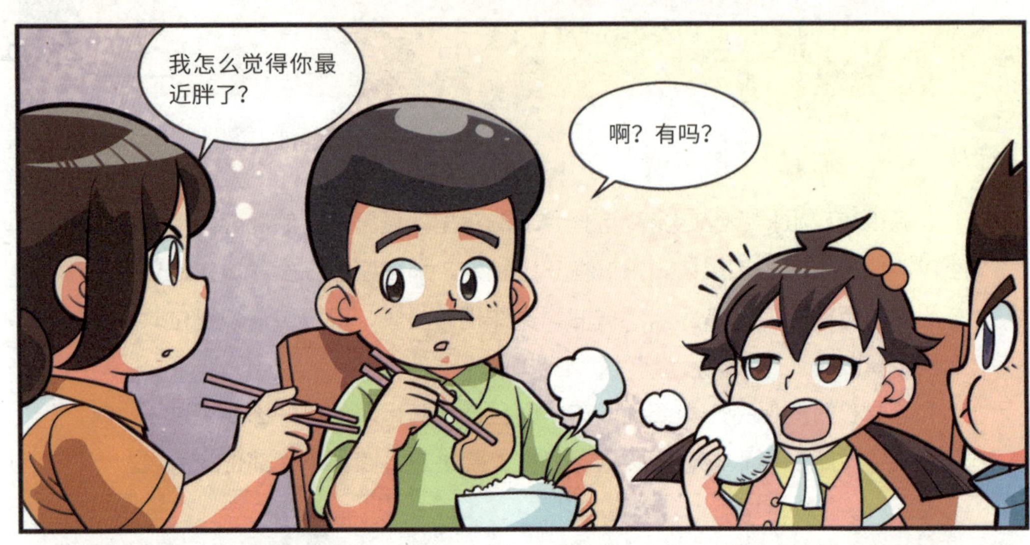

工作太忙了，可能是“过劳肥”吧。

爸爸的“过劳肥”，听起来好可爱呀！

哈哈，爸爸变成“过劳肥”了！

工作再忙，健康还是最重要的。

我知道，但是真的没时间去健身房啊。

爸爸，其实生活中有很多机会可以运动的。

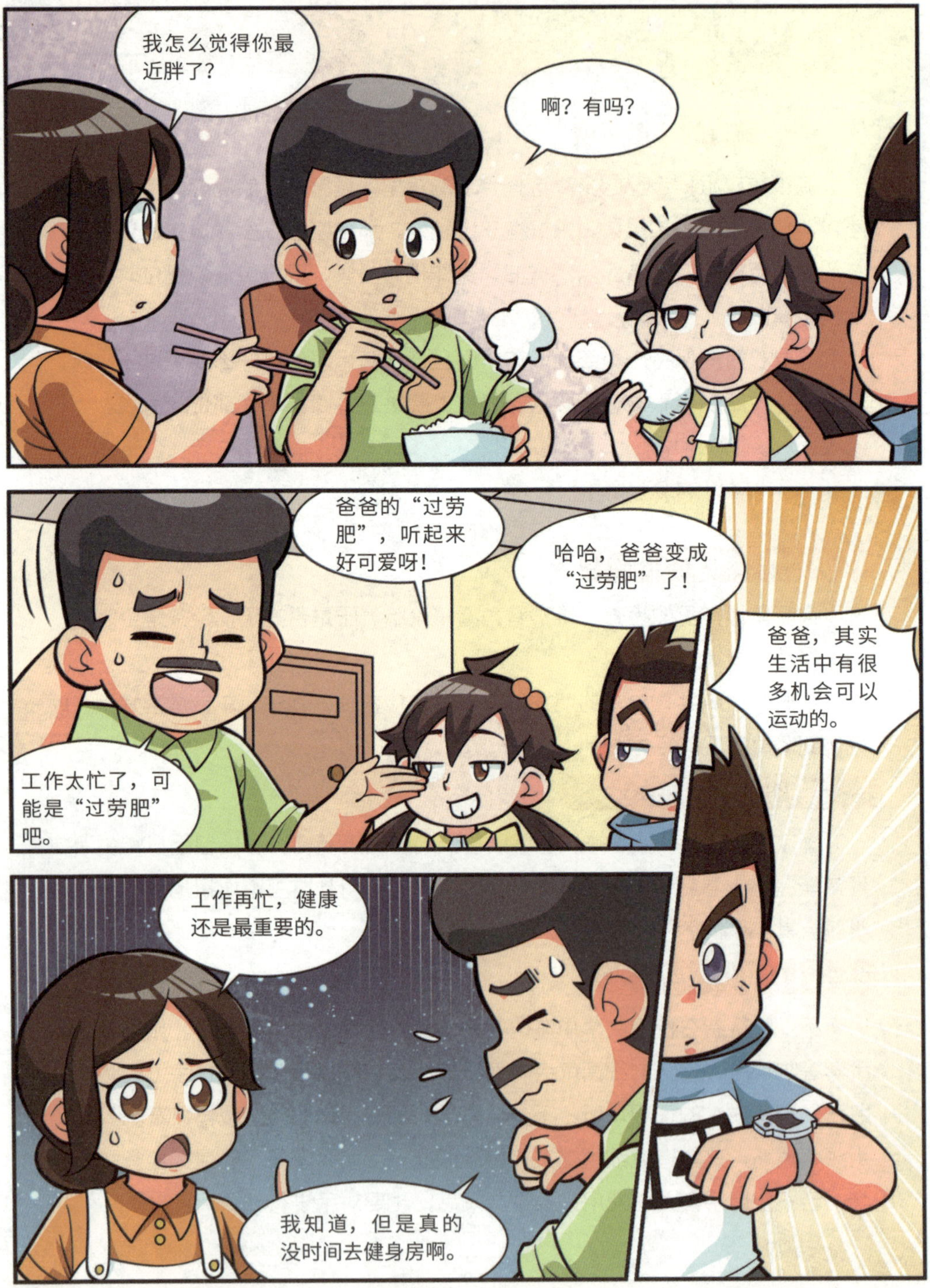

圆柱教练来了

YUANZHUJIAOLIANLAILE

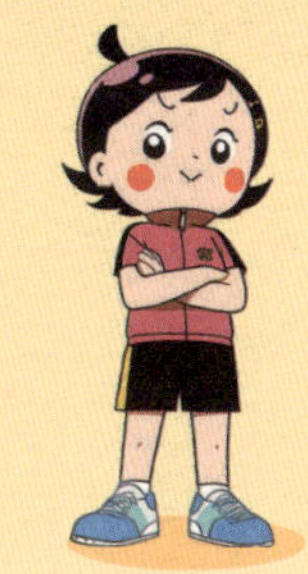

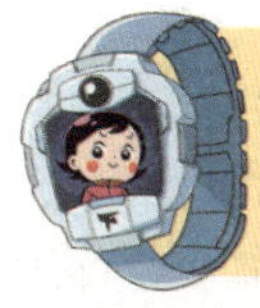

爸爸。运动不一定要在健身房，生活中有很多简单的活动都有益健康。

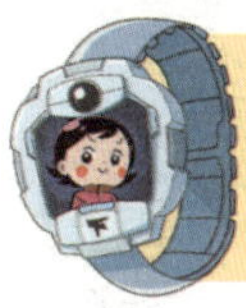

比如，上班、上学的路上可以选择步行或骑自行车，而不是开车或乘坐公共交通。

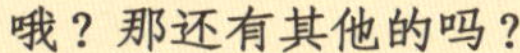

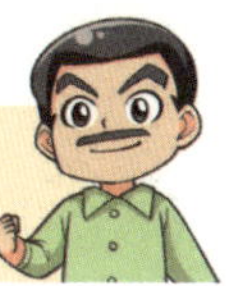

哦？那还有其他的吗？

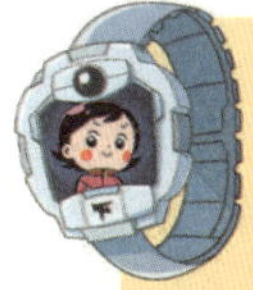

当然，工作和学习间隙可以站起来做一些简单的伸展运动，或者在家里走动。另外，咱们家住 12 楼，其实可以试试走楼梯而不是乘电梯，这不仅能增加你的日常运动量，还能锻炼心肺功能。

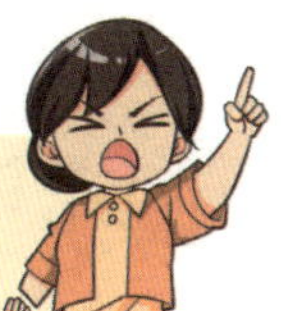

这个主意不错，那还有呢？做家务是不是也算锻炼了？

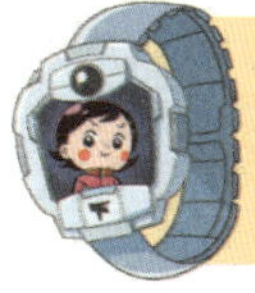

没错，做家务也是很好的运动方式，比如扫地、擦窗户都能消耗卡路里，而且做家务的同时还能有意识去锻炼部分肌群。

妈妈，那今天我帮你洗碗扫地吧，我也要运动！

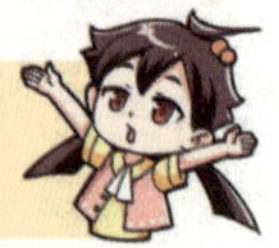

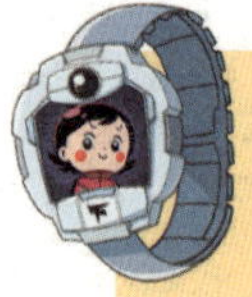

其实，生活中的运动机会无处不在。比如，我们购物时可以选择步行去附近的商店，而不是开车或在线购物。还有，妈妈在看电视的时候，可以做一些简单的原地踏步或者站立时踮脚尖，这样可以锻炼小腿肌肉。

那我们每周末可以一起去公园，一起打打羽毛球或者踢毽子。

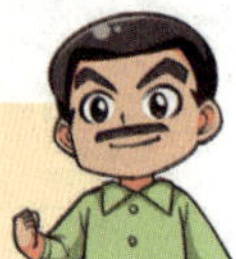

说到心肺运动，我记得深呼吸也是有好处的。

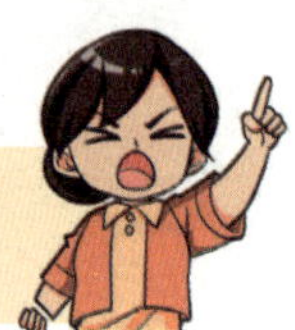

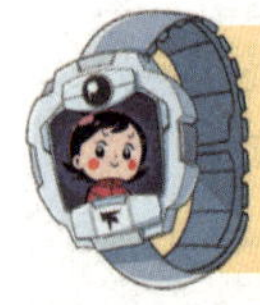

没错，妈妈。深呼吸可以帮助我们放松身心，减少压力，同时也能锻炼到我们的横膈膜，有助于提升肺活量。

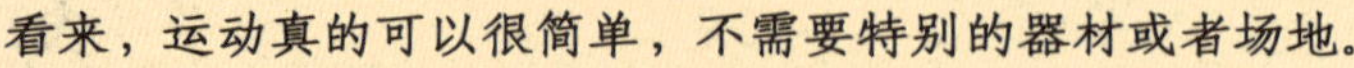

看来，运动真的可以很简单，不需要特别的器材或者场地。

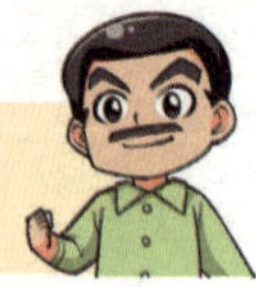

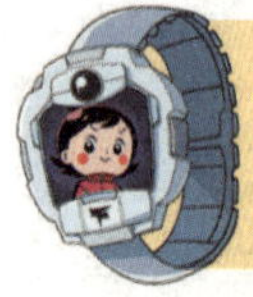

是的，爸爸。关键在于我们是否愿意把运动融入生活的每一个细节中。只要我们有意识地去做，健康就会随之而来。

运动建议

YUNDONGJIANYI

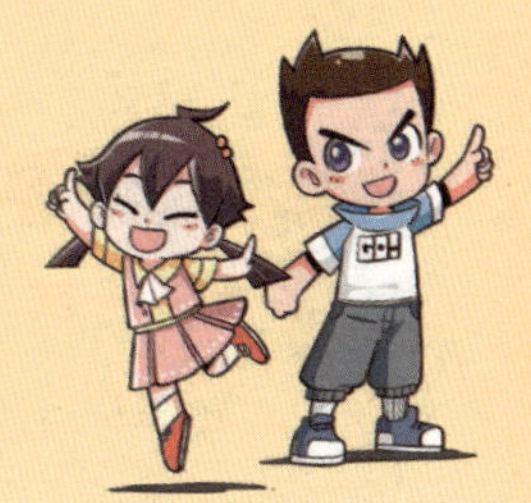

一、适合居家的运动

1. 仰卧起坐

《国家学生体质健康标准》对仰卧起坐动作的要求是：受试者仰卧于软垫上，两腿稍分开，屈膝呈 90 度，两手手指交叉贴于脑后。同伴按压其踝关节，以固定下肢。受试者坐起时，两肘触及或超过双膝为完成一次，仰卧时两肩胛必须触垫。要注意的是，不是双手抱头，两手的作用其实是固定和托住颈部，使颈部保持微微前倾的姿势。

仰卧起坐是学会动员腹肌来抬起躯干，而不是采用双手抱头过度牵拉颈部前屈来带动躯干。

以下是自我判断仰卧起坐动作是否正确的简易方法。

仰卧起坐时，腹部应变硬，仰卧起坐后，腹部发胀、疼痛等。如果有这些现象，则说明仰卧起坐时腹部肌肉参与了工作，仰卧起坐的方法是正确的。

仰卧起坐时，颈部收紧、难受。如果有此现象，甚至颈部的难受程度超过腹部，那么就说明仰卧起坐时颈部前屈幅度过大，头部先于腹部发力，是错误方法。

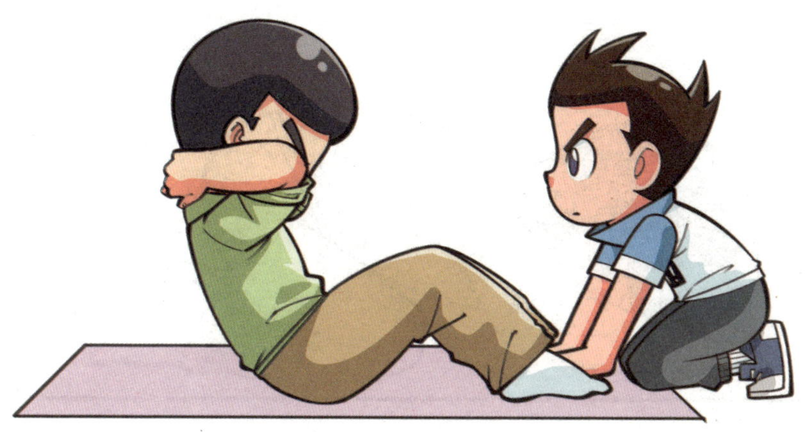

2. 拉伸运动

❶第一式

双手抱住右腿，将右膝盖往胸部方向靠近，头往右膝盖靠近，停 5 秒，重复 10 次，换另一侧，重复 10 次。

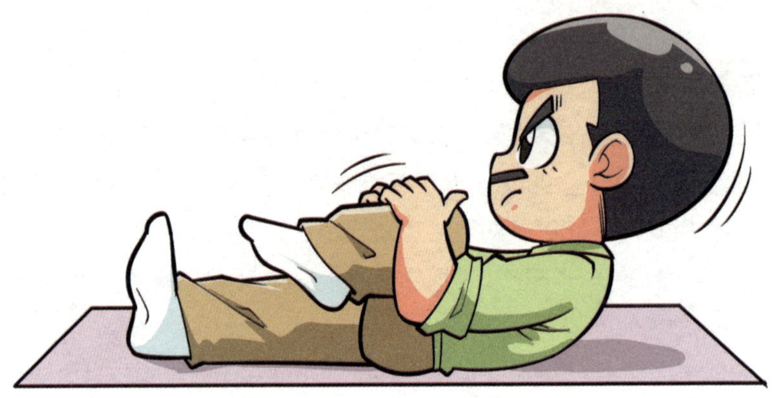

❷第二式

双腿跪立在垫子上，俯身向下至最低位，两侧手臂向前伸直，手掌朝下，并将头部贴于软垫，保持姿势不动即可。停留 5 秒，重复 5 次。

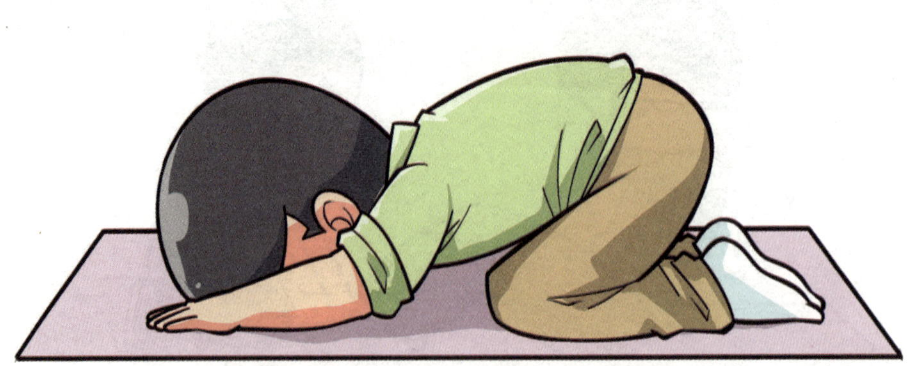

❸第三式

坐姿，两腿弯曲抱在胸前，下巴弯向胸部，再缓缓向后躺，以腰为支点，团身前后滚动 10 次，放松。重复 5 次。

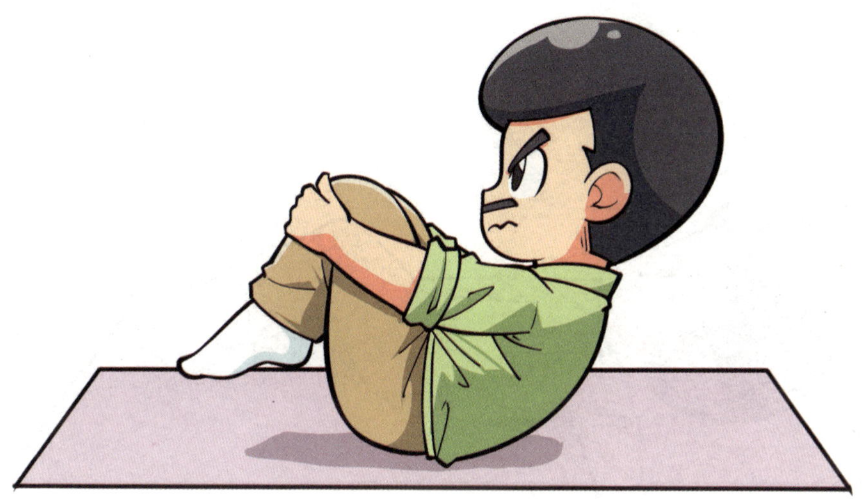

❹第四式

四肢跪撑在地板或床上，低头含胸收紧下巴，使背部尽可能弓起，停 5 秒，放松。重复 10 次。

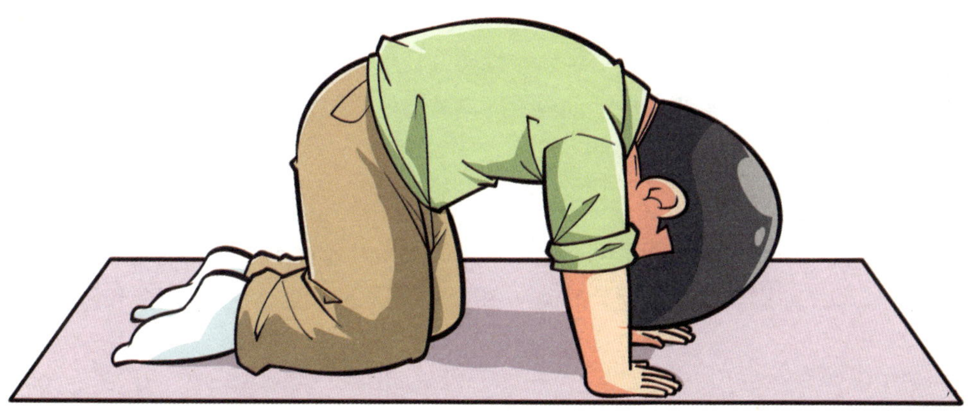

⑤第五式

背部平贴在垫子上，双臂打开，两腿靠拢，屈膝，将膝盖尽可能转向右侧，停 5 秒；再将膝盖尽可能转向左侧，停 5 秒；放松；重复 10 次。

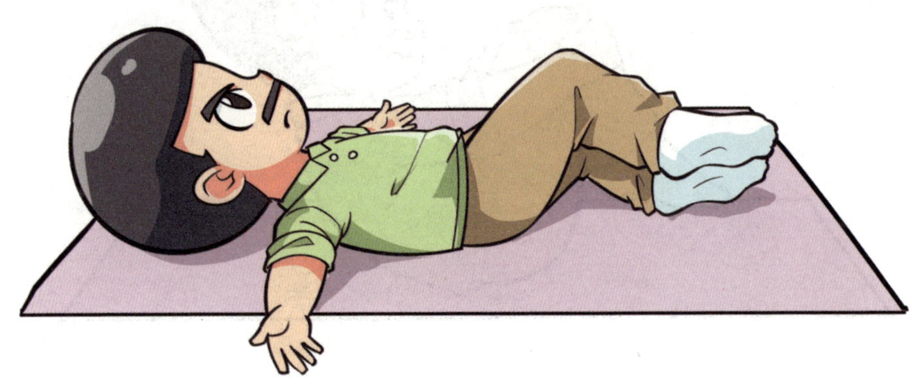

二、居家运动注意事项

在家里进行身体活动也要牢记一个原则，就是科学适度，量力而行，避免出现运动损伤。

规律地开展身体活动应该是一个长期而稳定的习惯。在这个过程中，我们不可急于求成，也不要只把运动当做短期减重的手段，盲目地做出超出自己能力范围的运动选择。

如果既往没有运动的基础，则应根据自身条件慢慢来，可以从低强度活动开始，循序渐进。每次的运动时间从 10 分钟逐渐延长到 30 分钟或更长。与不习惯却盲目做高强度、长时间的活动相比，多次地做短时间、中低强度的活动会更有益、更安全，也更有助于帮助我们享受这项活动，长期坚持。

运动前的热身和运动后的拉伸同样重要，可以避免绝大部分的运动损伤。

居家运动也要装备适宜，要穿舒适的运动鞋。这样可以利用运动鞋的缓冲性保护我们的膝盖。

黄金生长期 运动来助力

07 跳绳运动好处多

同学们，不知不觉，咱们又一起走过了一个学期。老师要特别表扬一位同学——周围，请上讲台来。

安静！大家一定很奇怪我为什么要特别表扬周围同学吧？没错，并不是因为成绩。大家看屏幕。

啊？为什么是他啊？
是呀，周围期末考试才考多少分？

我知道了！老师是表扬周围减肥成功吧！
GO!

没错。屏幕上的照片是本学期初的照片。那时候的周围体型较胖，但是现在完全变了。
要知道，减肥是一件需要超强毅力的事，周围同学办到了！
周围同学除了成功减肥之外，成绩也进步很快。无论是体型改善，还是学习进步，都是值得同学们学习的。周围，把你的进步秘诀跟同学们分享一下吧！
我的秘诀就是——跳绳！

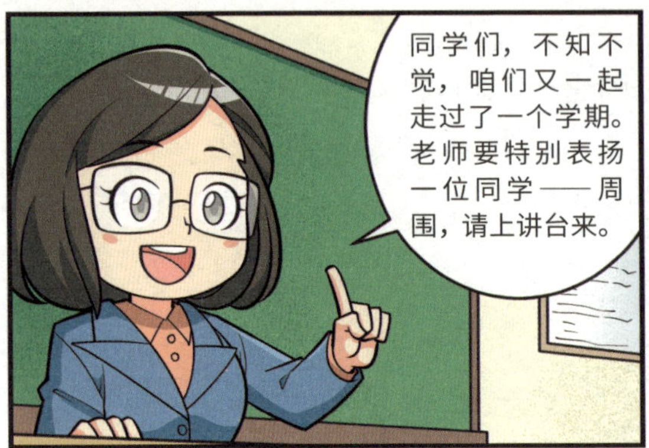

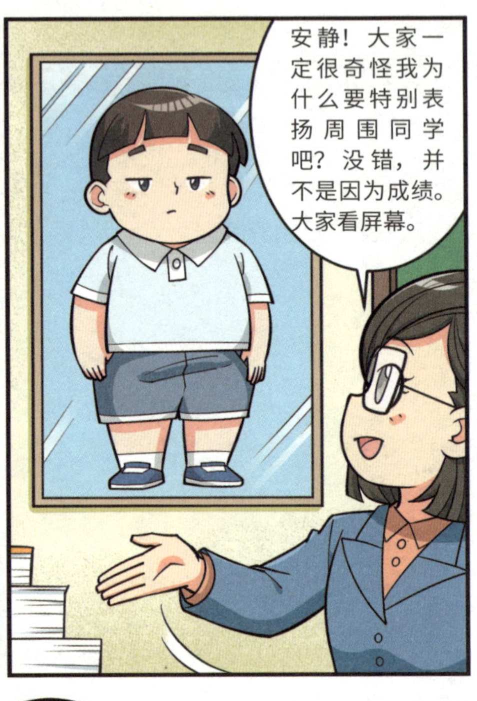

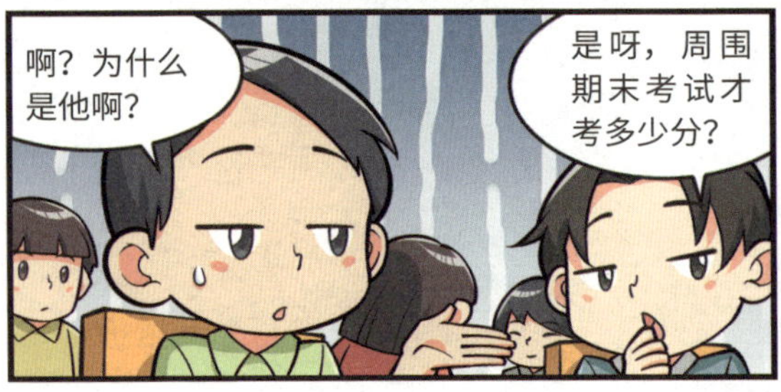

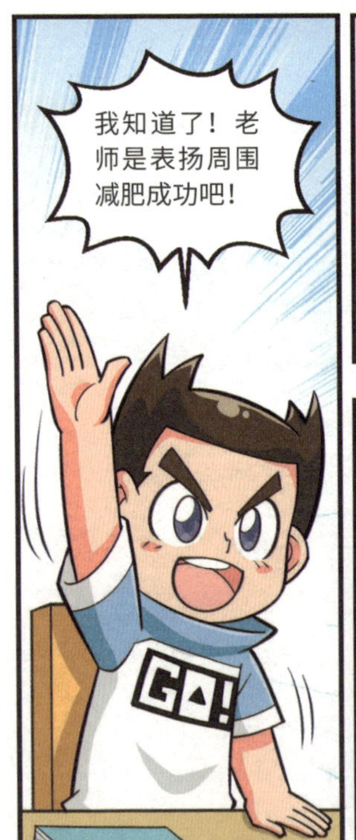

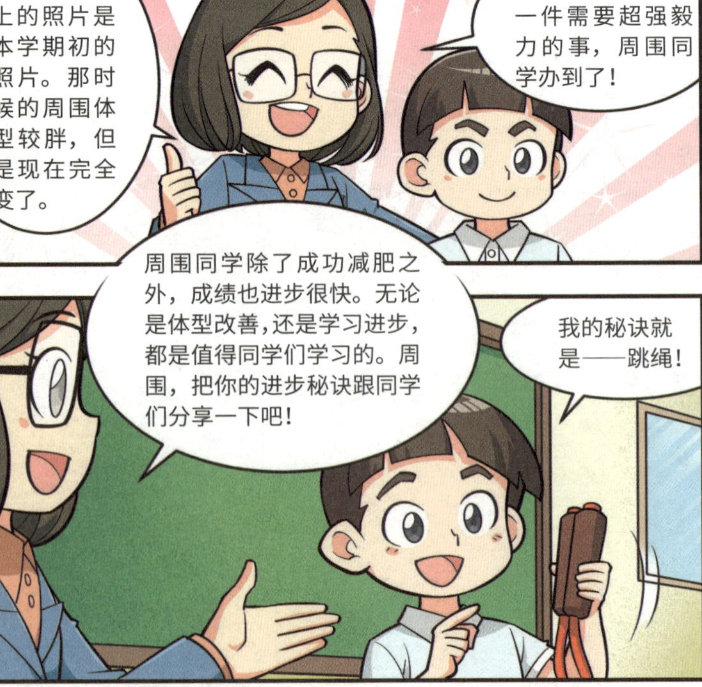

圆柱教练来了

YUANZHUJIAOLIANLAILE

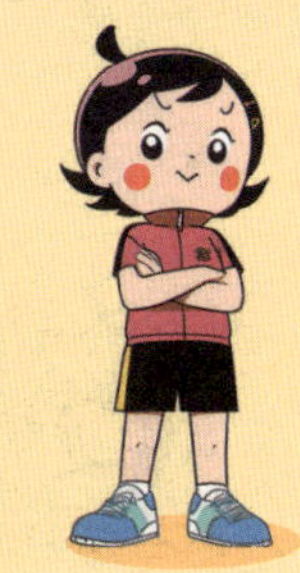

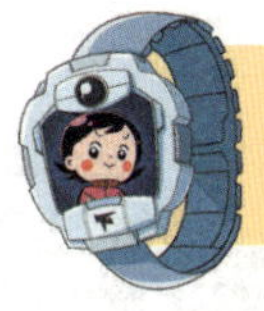

小龙，从周围同学的变化可以看到，他是一个非常有毅力的人。

跳绳减肥大家都能理解，为什么跳绳还能使学习进步呀？

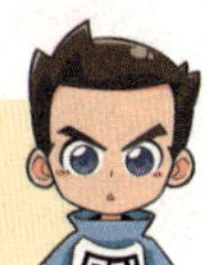

没错。之前肥胖的时候，感觉成天都昏昏欲睡，做作业时提不起劲来。但开始每天跳绳之后，感觉脑子都清醒了很多，也没有以前那种随时随地想睡觉的感觉了。

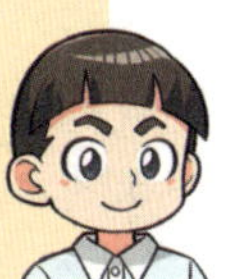

哇，这么神奇吗？从今天开始，我也要开始跳绳。

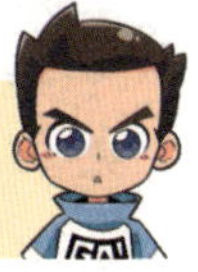

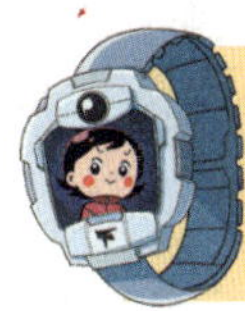

很好，跳绳是最简单易行的运动项目之一，对场地、器械要求都不高，运动器材只需要准备一根跳绳即可。

太棒了！我这就跳起来！

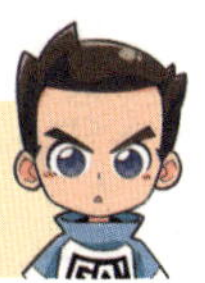

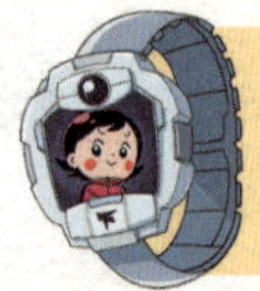

等等，在准备开始之前，有一些关于跳绳运动的基本知识是你必须了解的。

运动建议

YUNDONGJIANYI

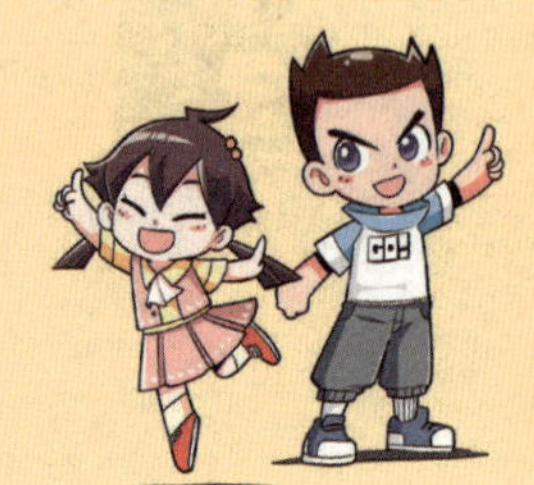

一、跳绳的益处

跳绳的减肥作用也是十分显著的，它可以紧实全身肌肉，消除臀部和大腿上的多余脂肪，使你的形体健美。

跳绳能增强人体心血管、呼吸和神经系统的功能。跳绳能增进人体器官发育，有益于身心健康，强身健体，提高整体素质。

跳绳时，由于摇绳和跳跃两种动作必须密切配合，上肢和下肢的协调运动都在大脑的统一指挥下进行，因而可以使神经系统得到锻炼。连续不断地跳起和落地，四肢都在运动，身体对氧气和养分的需要就迅速增加，因而呼吸次数和血液循环都会加快，可以更好地促进眼部周围血管中养分的供给，眼部周围的肌肉和眼神经得到强化刺激，功能增强，从而促进眼睛健康发展，有效预防近视。

跳绳能促进健康发育，加快胃肠蠕动和血液循环，促进机体的新陈代谢，尤其有利于儿童和青少年的健康成长。

跳绳能提高记忆能力，由于在跳绳过程中不断地数数，使其大脑皮层处于兴奋状态，可以提高大脑的思维灵敏度和判断力，有助于儿童体力、智力和应变能力的协调发展。

跳绳能培养儿童的平衡感和节奏感，跳绳时的动作可谓左右开弓，上下齐动，有助于儿童左脑和右脑平衡、协调地发展。

二、跳绳时，需要注意以下几个细节

跳绳时须放松肌肉和关节，脚尖和脚跟须用力协调，防止扭伤。

上跃不要太高，以免关节因过于负重而受伤。

跳绳时，要以自己的耐受力为度，不要盲目追求运动量。一般持续跳绳5~10 分钟，每天有 2~3 组的运动量，就有非常好的健身效果。

为避免关节震动过大，应选择草坪、木质地板的场地，最好不要在硬性水泥地上跳绳。

中老年人跳绳的强度和频率不宜过大，跳绳时宜前脚掌着地，避免脚跟着地，以减少身体震荡。

三、科学跳绳示范

1. 热身

在开始跳绳之前，进行 5~10 分钟的热身活动，如活动关节、拉伸肌肉等，以减少受伤的风险。如下图所示。

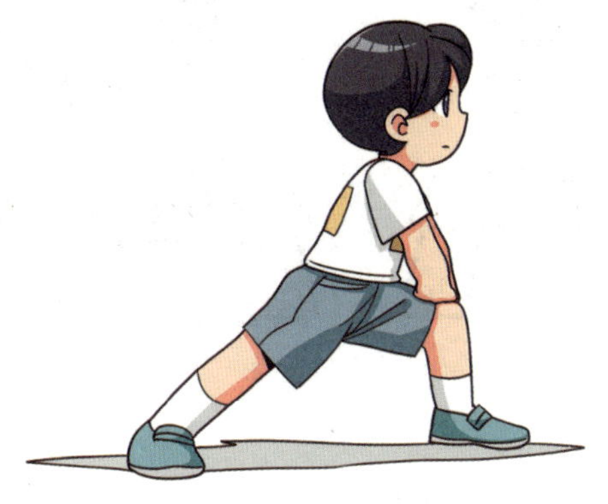

左右脚交换做 20 秒

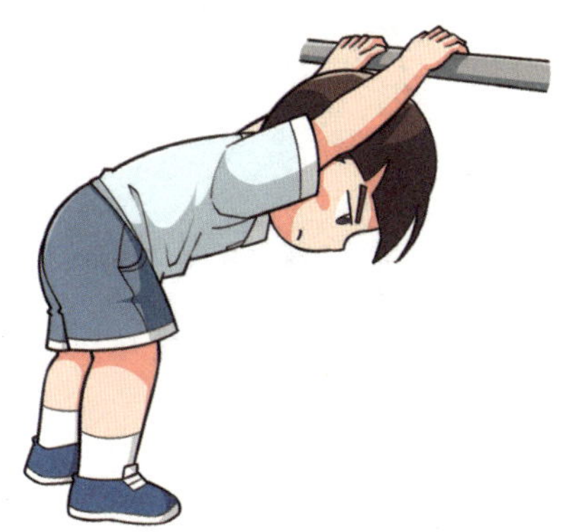

坚持 15 秒

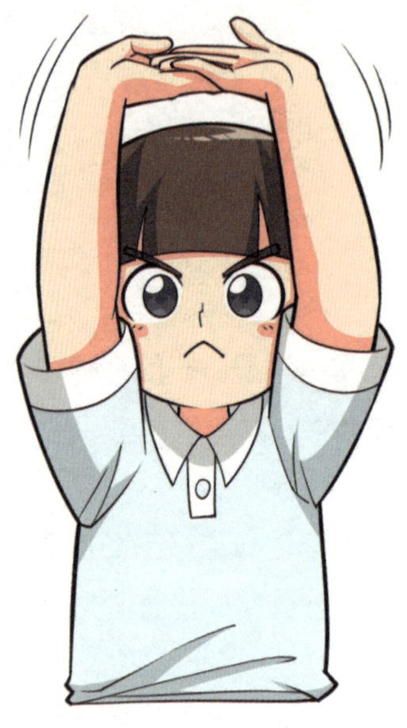

坚持 20 秒

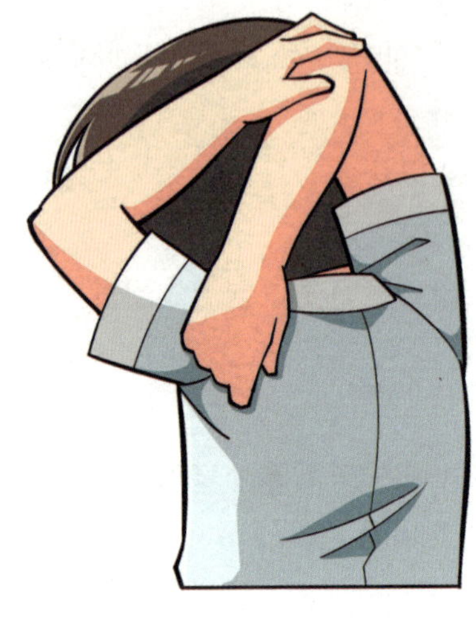

左右手交换做 15 秒

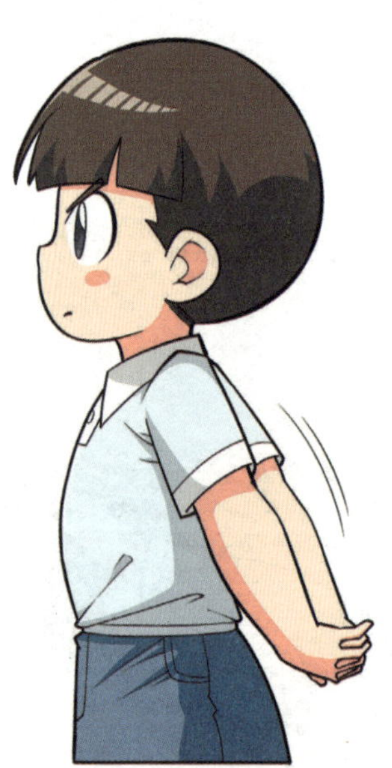

坚持 10 秒

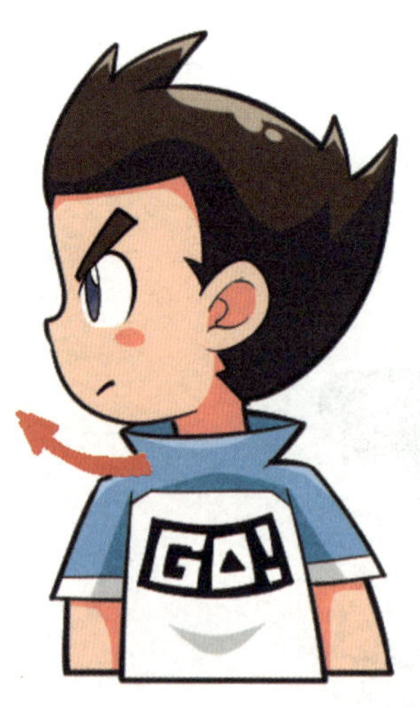

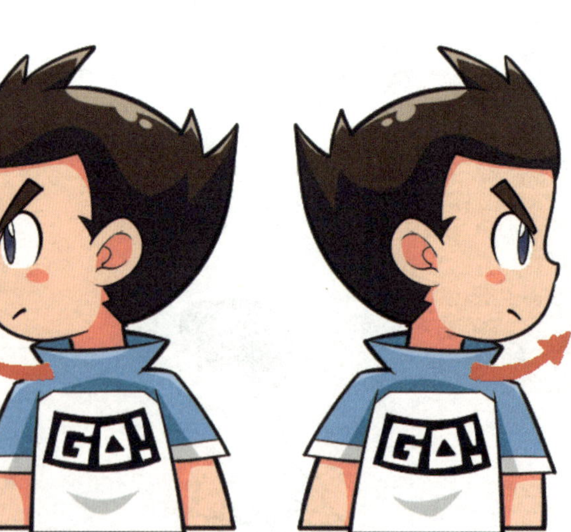

左右方向交换做

2. 调整绳长

身体自然站立，两脚踝稍错开，面朝前，目视前方 3 米左右。两手分别握住绳两端的把手，通常情况下以一脚踩住绳子中间，两臂屈肘将小臂抬平，绳子被拉直即为适合的长度。

初学者刚开始训练时，绳体末端与手柄交界的位置大约到胸口的位置，随着自身跳绳水平的提高，绳子的长度可适当地调短。

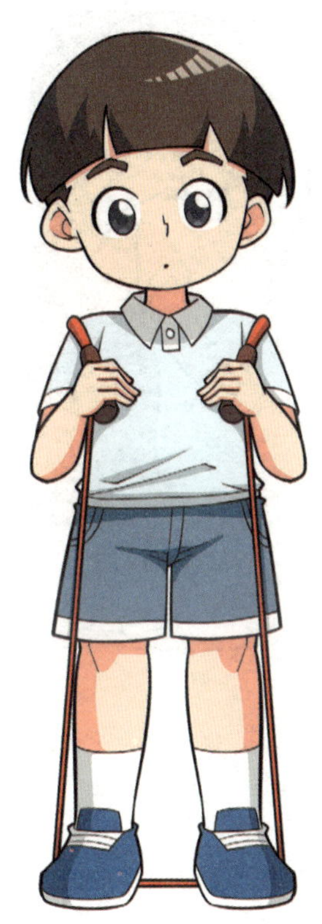

3. 标准跳绳姿势

绳子的转动应匀速有节奏，脚尖点地（这样可以缓解对膝盖的冲力，减少对软组织的损伤以及对踝骨的震动与伤害），动作尽可能轻盈带有弹性。当跃起时，不要极度弯曲身体，要成为自然弯曲的姿势。跳时，呼吸要自然有节奏。跳绳时要注意闭嘴，防止牙齿磕到舌头。

建议双脚并拢，进行弹跳练习 2~3 分钟 (弹跳高度为 3~5 厘米)。开始跳绳，注意手腕做弧形摆动。不过，初学者刚开始不要跳得太快，而且要特别注意小腿肌肉的伸展状况，原则上每跳 100、200 下就可以稍事休息。

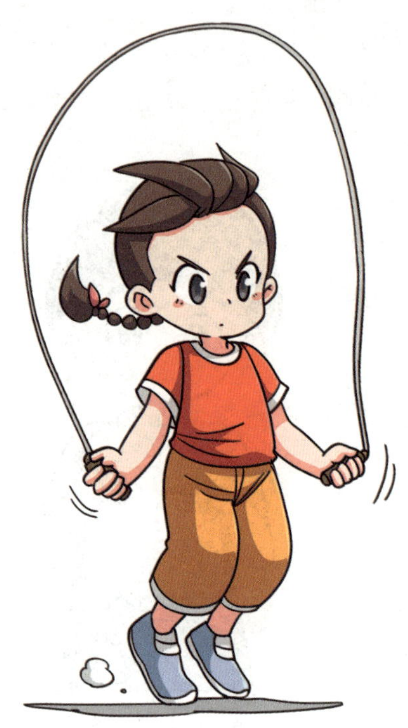

4. 不是想跳就能跳

跳绳的最佳时间，一般不受什么限制。不过，跳绳对于体能素质的要求是比较高的，心肺功能比较差的人，坚持不了 2 分钟就会气喘吁吁，训练后双腿也会酸疼无比，很难坚持下来。而体重基数太大的人，跳绳训练会对膝盖关节造成太大的压力，导致关节软组织磨损。

因此，建议体脂率大于 30%、体能比较差、膝盖有问题的人要谨慎选择跳绳，更不要强制完成大强度训练，否则容易造成更大的健康问题。

另外，还有一些情况是不适合跳绳的，比如：

饭前 30 分钟以及饭后 1 个小时内，不宜跳绳。饭前运动让消化系统处于兴奋状态，饭后剧烈运动会因为饭后血液大量聚集于消化系统，剧烈活动会影响食物消化，长此以往会引起胃部疾病。

早上刚起床以及晚上睡觉前不宜跳绳，正确运动时间应该是在早上起床30分钟后，以及睡觉前2个小时。

人体最佳状态的时间为下午3点到晚上8点，所以在此之间可为最佳跳绳时间。

5. 跳完拉伸会更好

跳绳作为一项“爆发性运动”，会对腿部肌肉产生一定的刺激。在运动初期，脂肪还没有消除，而肌肉可能会因为受刺激而充血、变硬，会暂时产生“越运动腿反而越粗”的假象。

所以，跳绳结束后，不要偷懒，做一些拉伸动作，能够使得肌肉得到放松，线条变得修长，同时缓解疲劳，有效减轻第二天的酸痛。

①髂腰肌拉伸

10~15秒，做4组。弓箭步，上身挺直，整个重心往前倾，双手十字交叉，手臂抬起向后上方伸展，头部后仰，增加拉伸幅度，10~15秒后换一侧拉伸。保持呼吸，大腿内侧、腰背、手臂有牵拉感。

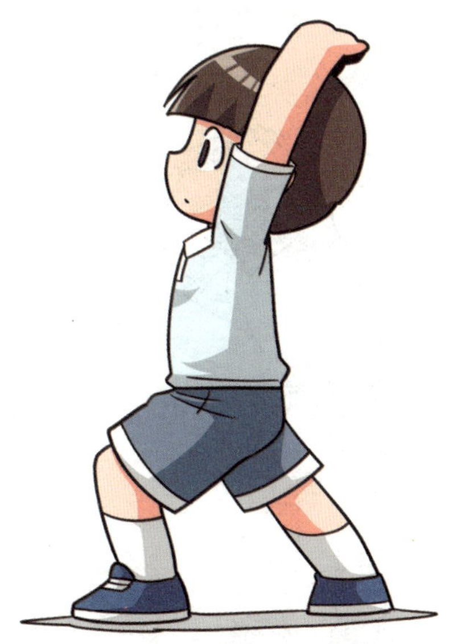

髂腰肌拉伸

❷小腿后侧拉伸

15~30 秒，做 4 组。一只腿前弓步，脚尖抵墙，一只腿往后伸直，脚跟踩地，同时臀部下沉，感受伸直的小腿后侧的牵拉感。如果觉得牵拉感不强，注意弓步和臀部再下沉一点，后脚脚跟不要离地。保持呼吸，感受小腿后侧肌肉拉伸感。

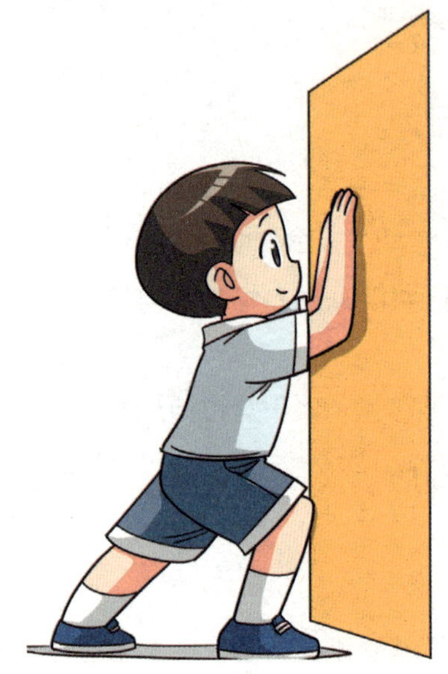

小腿后侧拉伸

❸腰部及手臂后侧拉伸

15~30 秒，做 4 组。双腿分开站立，手臂抬起置脑后，双手交叉握住肘部，腰背挺直，面向前方，上身向一侧拉伸，15~30 秒后交换拉伸 。动作缓慢，呼气时慢慢加大拉伸幅度。

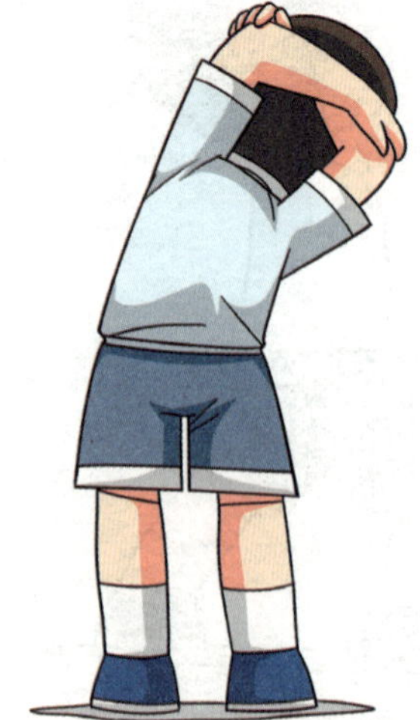

腰部及手臂后侧拉伸

④斜方肌拉伸

15~30 秒，做 4 组。身体立直，下颌微收，手臂抬起内侧朝前，手置于头部另一侧，面朝前方，按压头部至肩部，15~30 秒后交换拉伸。动作缓慢，呼气时动作慢慢加大。

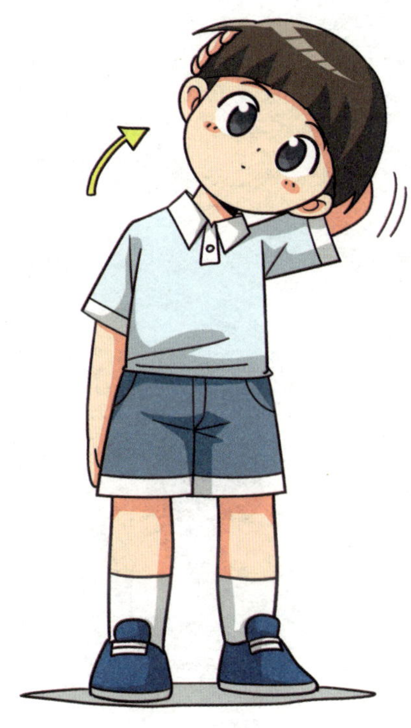

斜方肌拉伸

第三部分

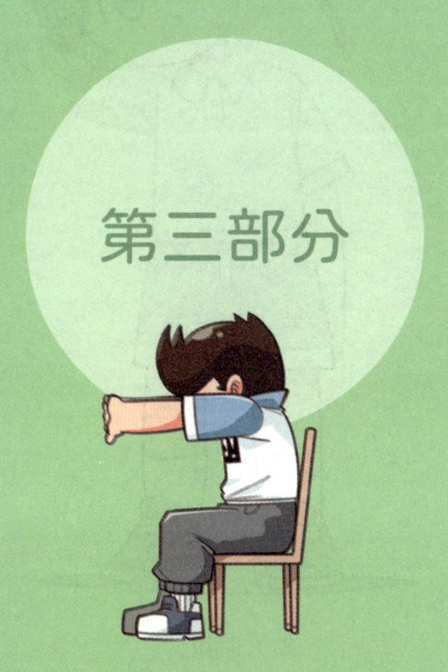

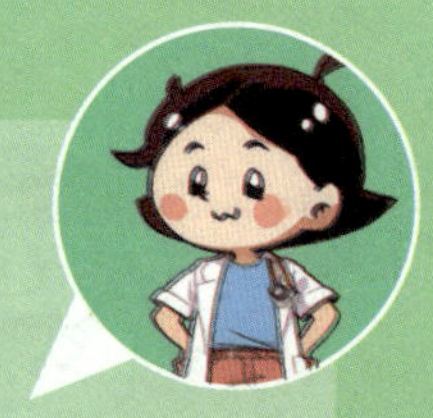

运动知原理 身心更受益

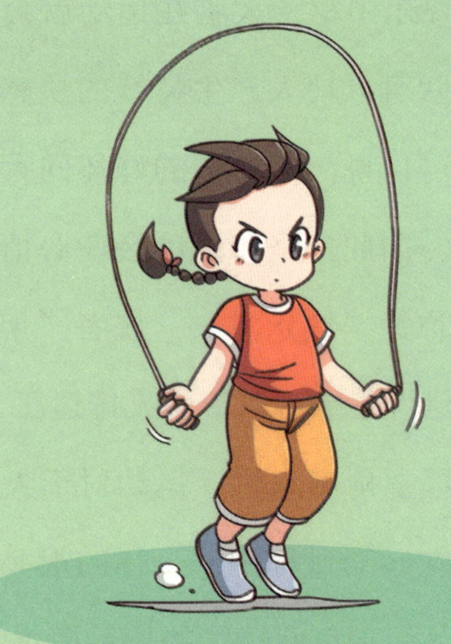

理解运动的科学原理，可以帮助我们更有效地锻炼，提升身体机能，同时增强心理素质，实现全面健康。

01 运动使人快乐

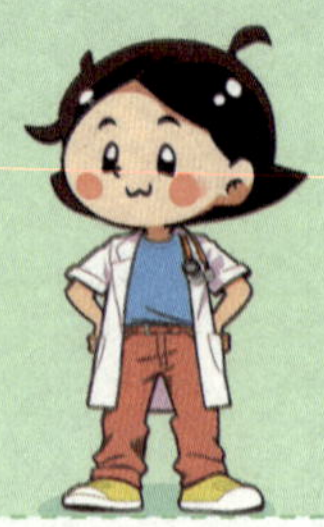

运动使人放松，运动使人快乐。

人的下丘脑有一个叫作快乐中枢的部位，刺激这个部位就能产生快乐情绪或者说愉悦感。

运动能刺激快乐中枢，大脑在运动后会产生一种名为内啡肽的物质，内啡肽可以使人产生持续的快感和镇静作用，从而使人心情愉悦。可以说，人心情的好坏同大脑内分泌出来的内啡肽的多少相关。因此，坚持运动会使心情和精神状态变好。内啡肽因此也被称为“快乐激素”或者“年轻激素”，它能让人感到欢愉和满足，甚至可以帮助人排遣压力和不快。

其次，从心理学角度来讲，运动对于人的情绪具有良好的调节功能。因为在运动过程中，个体的很多能量通过合理的方式宣泄了，因此分配到负面情绪的能量相对就少了。

内啡肽的分泌需要一定的运动强度和运动时间。一般认为，中等偏上强度的运动，如跑步、登山、游泳、打羽毛球等，维持 30 分钟以上才能刺激内啡肽的分泌。

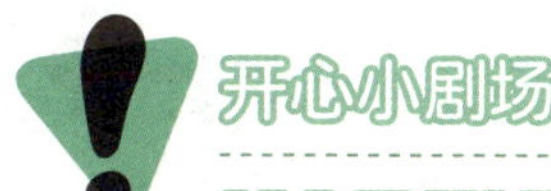

开心小剧场
KAIXINXIAOJUCHANG

我要去跑步

1.

考试没考好，被老师批评了。回家后，妈妈看了成绩，又批评了我一顿。呜呜呜……我不快乐！

2.

那还不容易！圆柱说了，持续运动，就能分泌“内啡肽”，它能使你快乐！
真的吗？那我现在下楼去跑5000米！

3.

哗啦——
不知道小雨现在快乐了没……
哗啦——

4.

冷！饿！累！哪里快乐了？
大雨天跑步！你不是需要补充“内啡肽”，而是需要补脑……

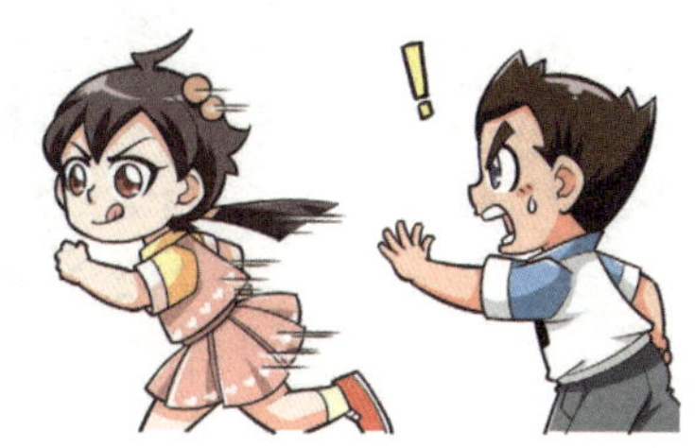

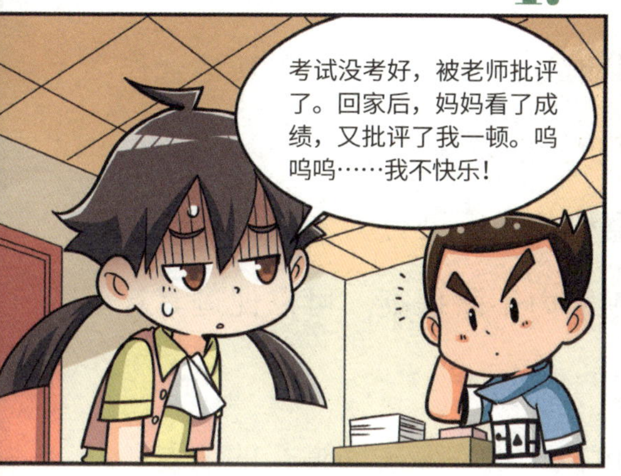

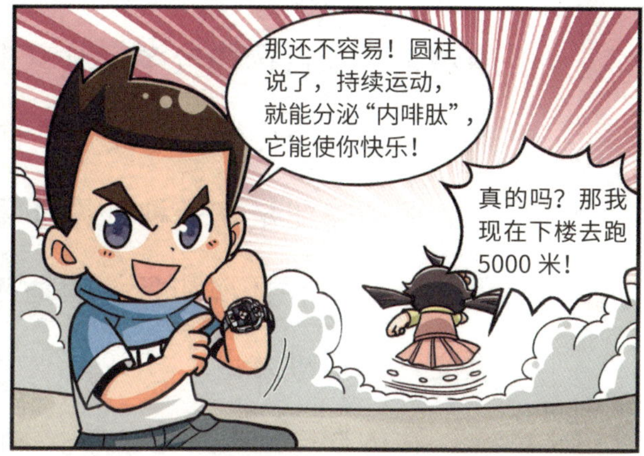

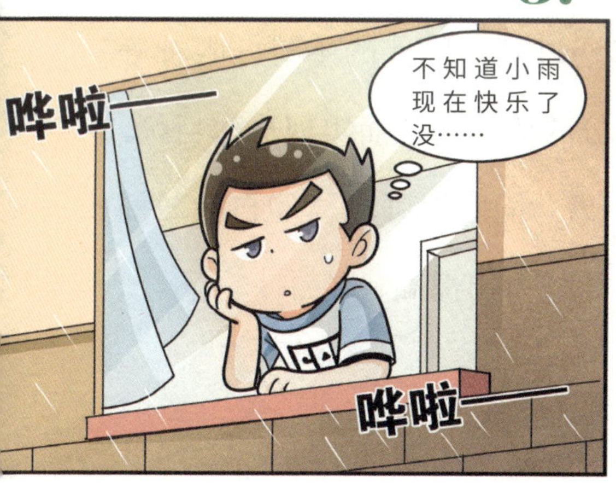

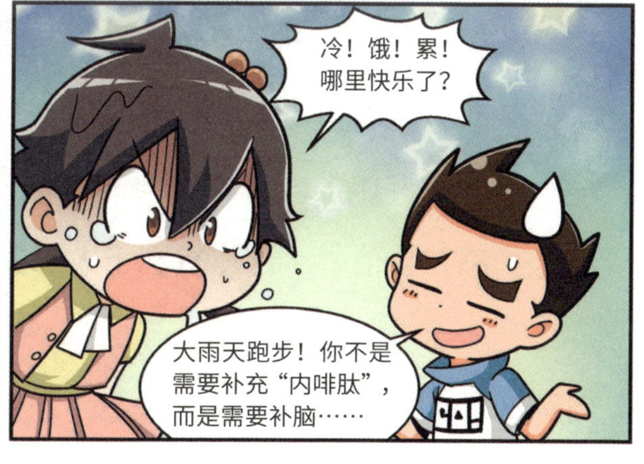

运动小提醒

运动过程中适时补充水分，特别是在长时间或高强度运动时。

确保运动环境安全，避免在湿滑、不平整或有其他潜在危险的路面上运动。

02 运动促进交往能力

体育运动作为青少年课内外文化活动的重要组成部分，富有激情、项目选择较多，对青少年身心健康发展，尤其是合作能力、人际交往能力的提升具有较好的效果。

运动往往是在各种外界环境和条件下进行的，做运动的人的机体对外界环境和条件的适应能力不断提高，可以促进其社会交往和增进友谊。

在体育运动过程中，青少年可以结识许多志同道合的朋友，增进人与人之间的接触，从而培养个体的交往能力。

在参与团体运动时，参与者通过获取同伴的手势、眼神等非语言沟通，可对周围环境有充分的认识，从而实现群体目标，缩小群体中人与人之间的心理距离，同时增强个体的自我效能感和自信心，这都有利于人际交往能力的提高。

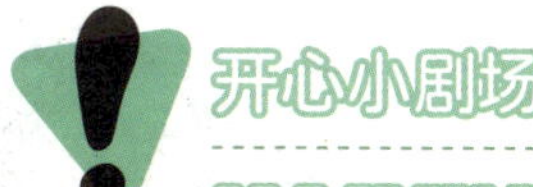

开心小剧场
KAIXINXIAOJUCHANG

“社牛”的养成

1.

赵姐啊，这么巧!

2.

阿姨好，
我是高馨雨。
10岁了。
哟，小雨真棒，
落落大方的。
萌萌，跟毛阿
姨和小雨打招
呼呀!

3.

家萌萌就
有点社恐。
运动能促进社交能
力！萌萌，跟我一
起运动起来!

4.

我们是一起
运动的好朋
友啦!

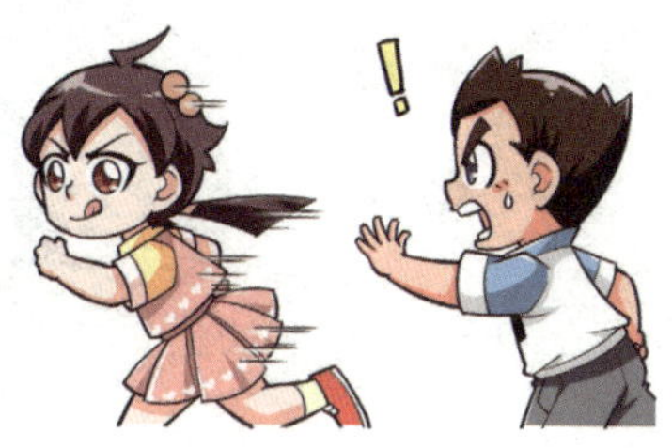

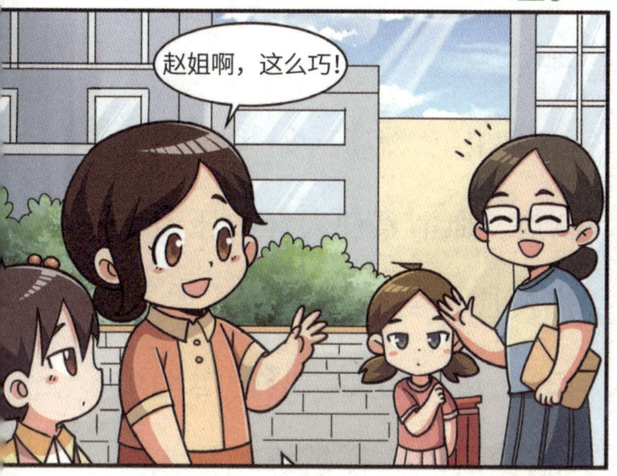

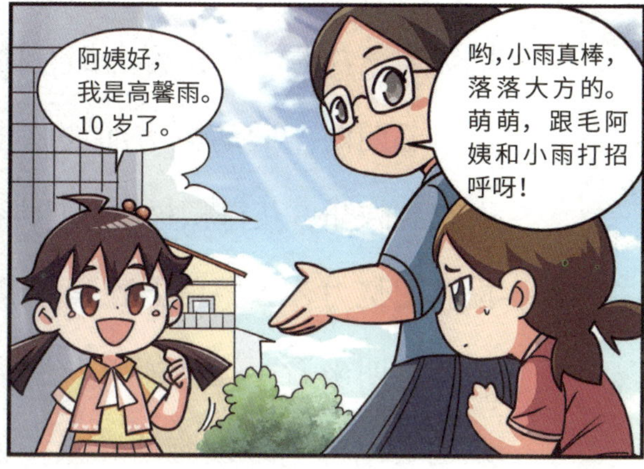

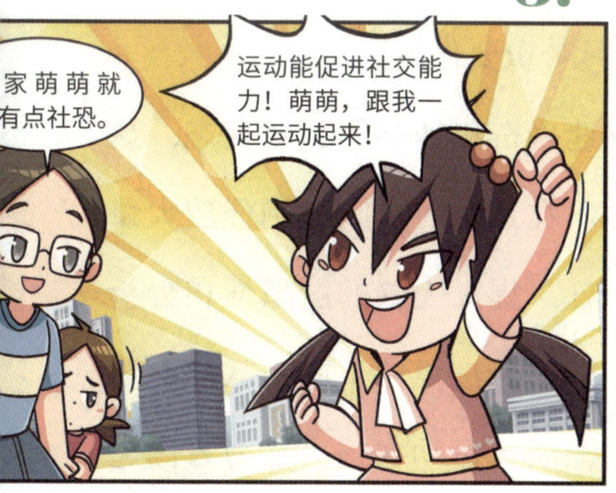

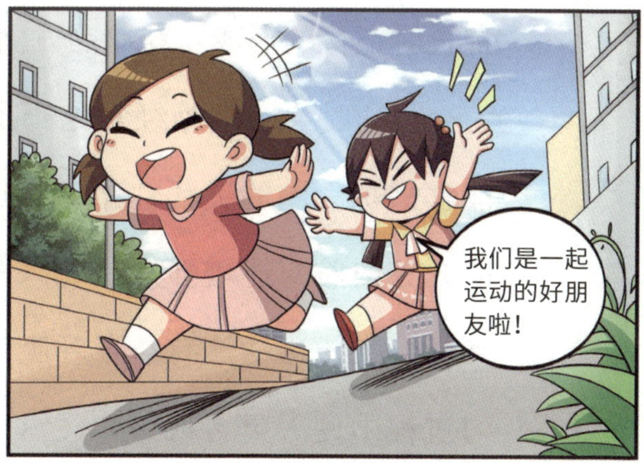

运动小提醒

避免突然增加运动强度或时间，应该循序渐进地提升运动量，给身体适应的时间。

运动结束后进行 5~10 分钟的冷却活动，如慢跑或步行，帮助身体逐渐恢复。

运动知原理 身心更受益

03 运动提高学习效率

运动能够提高大脑的认知能力。研究表明，人在运动后，记忆力、注意力和执行力都有显著提升。

短期内，运动会增加大脑中的某些化学物质，如多巴胺让人感到快乐，获得积极主动的学习状态；血清素使人释放压力，提高记忆力；去甲肾上腺素能够提高反应速度和专注力。

长期来看，运动能够改变大脑的结构和功能。坚持运动可以明显增加神经细胞的数量，使大脑像肌肉一样越练越强大。有氧运动使人脑中左侧海马体的体积显著增加，而海马体在发挥长时记忆的形成及存储等方面具有重要作用。

运动时，脑细胞经常处于迅速兴奋和抑制的交替状态，这能够锻炼大脑的灵活性和精确性。在运动时，脑细胞释放大量的儿茶酚胺，能增强大脑的兴奋性，提高大脑的敏感性和分析判断能力。运动还有益于呼吸，能够使疲惫感下降，从而在学习过程中使人更容易集中注意力，所以运动在提高智力方面起到了辅助作用。

适量的有氧运动能提高学习效率，那些经常运动的人，往往比不运动的人思维更清晰，行动更高效。

开心小剧场
KAIXINXIAOJUCHANG

自作自受

1.

从今天起，我要早起锻炼半小时再背课本。
昨天睡那么晚，你加油吧！

2.

小雨，想睡觉回家睡去！
呼

3.

哥哥，每天都好困啊！
你要坚持！马上要期中考试了！

4.

又考砸了！
早睡早起加上运动才能精力旺盛。你每天快 12 点才睡，睡眠时间不足 8 小时，哪能集中注意力好好学习！考砸了是自作自受！

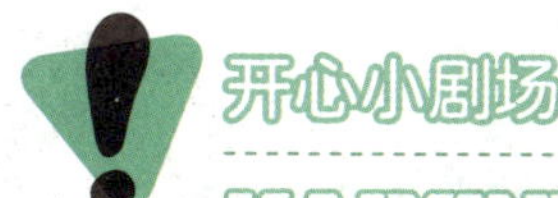

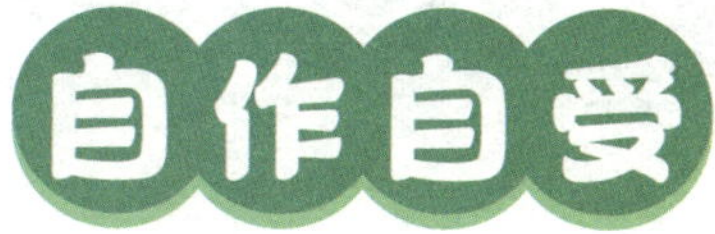

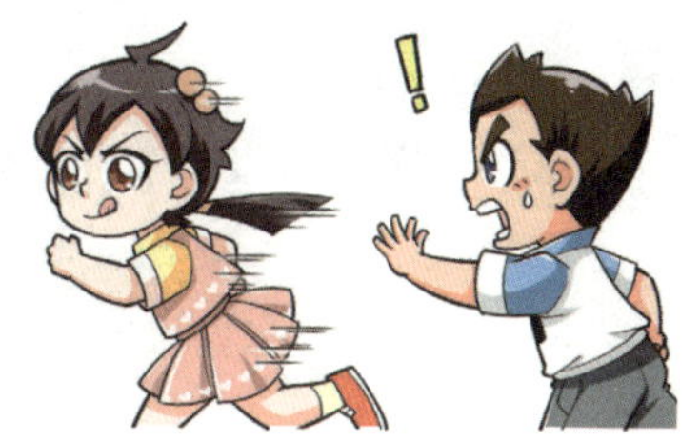

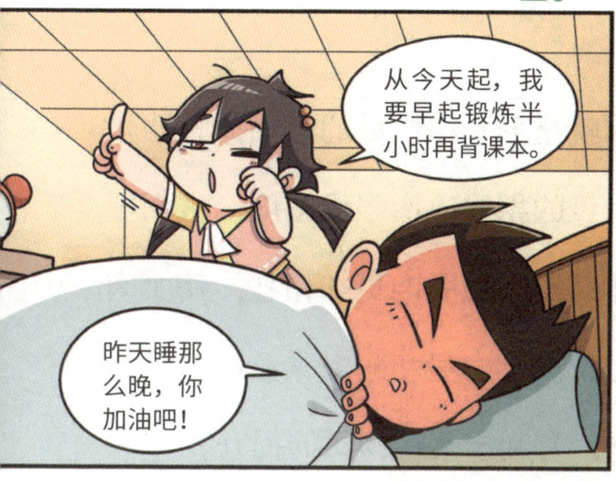

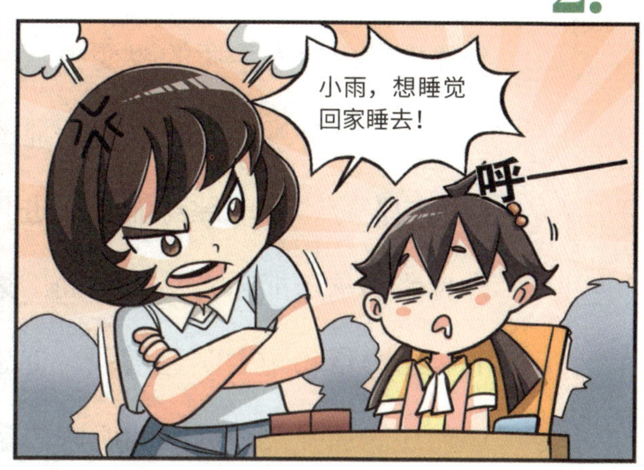

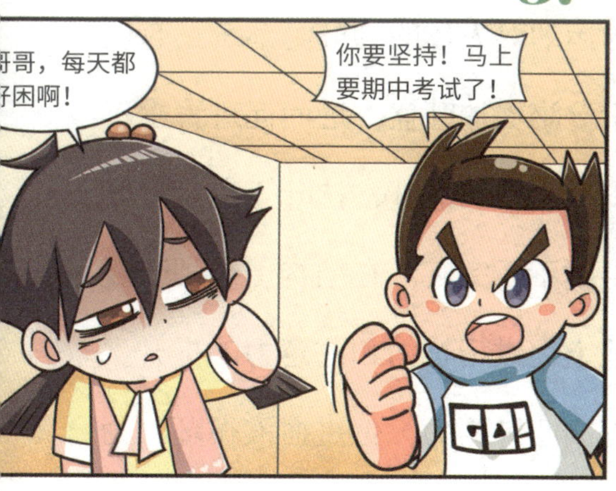

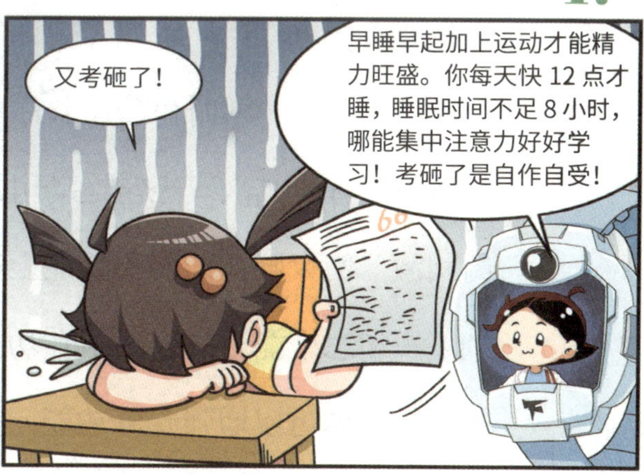

运动小提醒

饭后至少等待 1~2 小时再进行剧烈运动，以避免消化不适。

04 运动促进生长发育

青少年在生长发育期，不仅在身体外观上会发生量的变化，在身体内部也会发生质的改变。

从身体外观上来说，最明显的就是身高和体重的增加，骨骼和肌肉的发育。运动健身能够促进骨量的积累，增强骨密度，进而提升骨骼的承压能力；另一方面，运动能够使肌肉更加粗壮，使肌肉的收缩力量和耐力明显增强，促进青少年力量和耐力素质的提升。运动还能加强关节周围的肌肉力量，有利于柔韧物质的提升。

从身体内部来说，合理适量的运动，对身体内部各个系统的发育也有着促进作用。首先，规律的运动对人体的内分泌系统具有调节作用，在青春期时可使生长激素分泌更加旺盛，进而促进青少年的体格发育。其次，经常运动可以使大脑的额叶、枕叶等得到良好的刺激，使大脑在结构和功能上得到不断完善，在结构上有利于复杂逻辑和思维能力的形成，在功能上促进记忆力和注意力的提升。最后，运动可以增强心脏功能，提高心肺耐力，促进血液循环，为各个器官的生长发育提供更多的氧气和营养物质。它可以提高新陈代谢率，帮助身体更有效地利用能量，促进体重健康增长。它对整个身体内部的消化系统、免疫系统、生殖系统、泌尿系统、淋巴系统等都有积极作用，能全面提高身体素质。

开心小剧场
KAIXINXIAOJUCHANG
马拉松“拉”不动

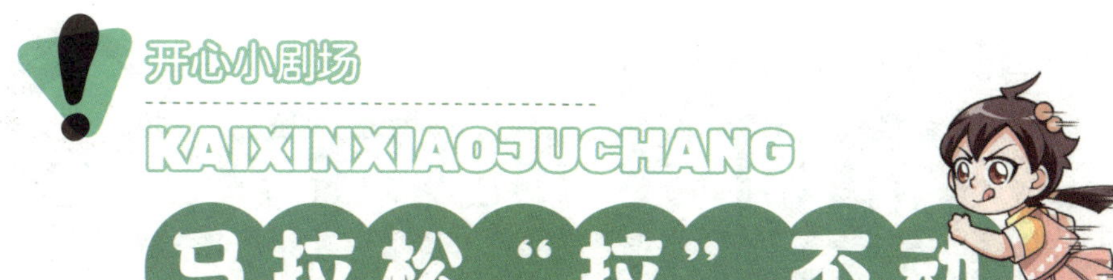

1.

你知道马拉松吗？

马不是拉车的吗？咋还拉起松树来了呢？

2.

小雨你又胡说八道了。马拉松是长跑运动的名称，全程42.195千米，目前最快的世界纪录是2023年芝加哥马拉松上肯尼亚运动员凯尔文·基普图姆创造的2小时35秒……

3.

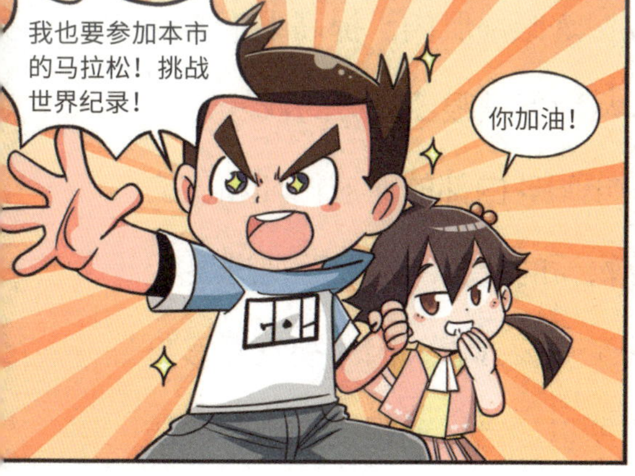

我也要参加本市的马拉松！挑战世界纪录！
你加油！

4.

你这不是马拉松。
受不了了！跑不动了。
都说了，小孩子还不适合参加马拉松！

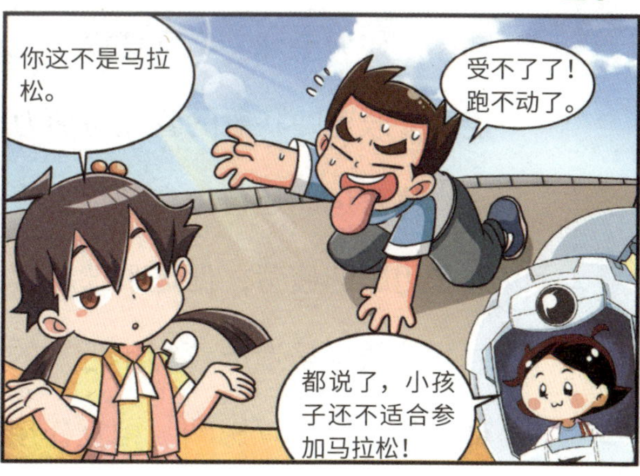

运动小提醒

户外运动时，使用防晒霜，戴帽子和太阳镜，保护皮肤和眼睛免受紫外线伤害。

保证充足的睡眠，让身体有足够时间恢复和重建肌肉。

05 运动预防和延缓近视

根据国家卫生健康委员会 2020 年发布的数据，全国儿童青少年总体近视率为 52.7%，低龄化、进展快等已成为当下儿童青少年普遍的眼健康问题。

长时间近距离用眼、缺乏户外活动、过多过早接触使用各类电子产品是近视发生的主要原因。但如果每天保证 1~2 小时的户外活动，能有效减缓近视。运动也能预防和延缓近视。

参与球类运动时，眼睛追踪运动物体如足球、篮球等，可以锻炼眼球晶状体与瞳孔，有利于维持眼睛功能；眼睛追踪高速运动的物体，如羽毛球、乒乓球等，可以锻炼眼部肌肉，提高眼睛的反应能力，改善睫状肌的弹性与活力，从而促进眼部疲劳的恢复。

体育运动还可以有效促进青少年眼球内部的血液循环和供应，缓解用眼的疲劳；促进眼部对营养物质的吸收，延缓近视进展。

体质也是造成青少年近视的一个重要因素。因为视觉器官与身体其他组织相互影响、相互作用，所以适当运动提高青少年体质，也是预防和改善近视眼的有效措施之一。

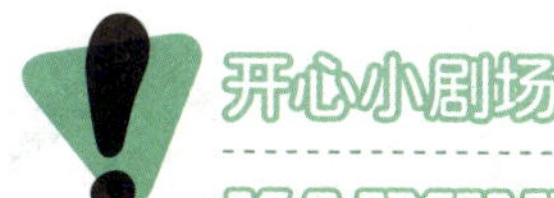

开心小剧场
KAIXINXIAOJUCHANG

“兔兔”之家

1.
妈，你以要多做胡卜，可以防近视。
啊？小雨，你是眼睛不舒服吗？
没有，我就是防患于未然！

2.
第二天。
炒胡萝卜丝
羊肉炖胡萝卜

3.
一周后。
我现在看到胡萝卜就想吐。
连吃了一星期的胡萝卜了，我也感觉快要变兔子了。

4.
还有一个拔丝胡萝卜。

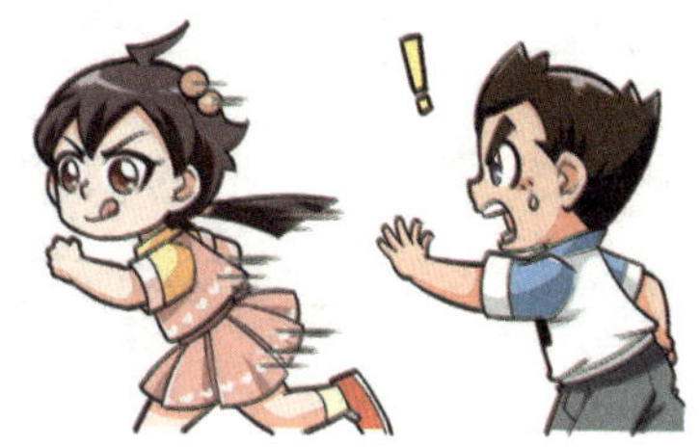

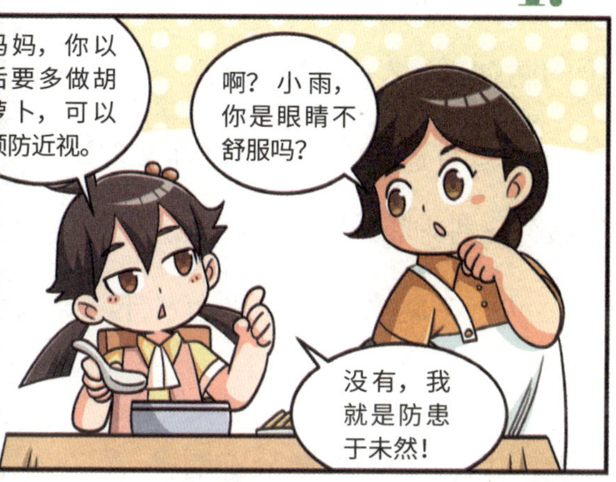

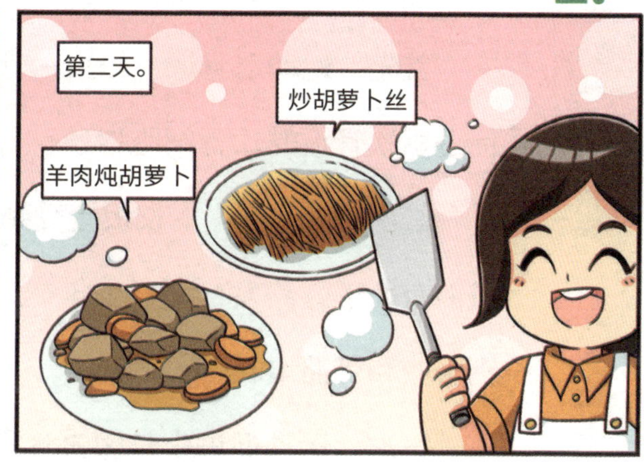

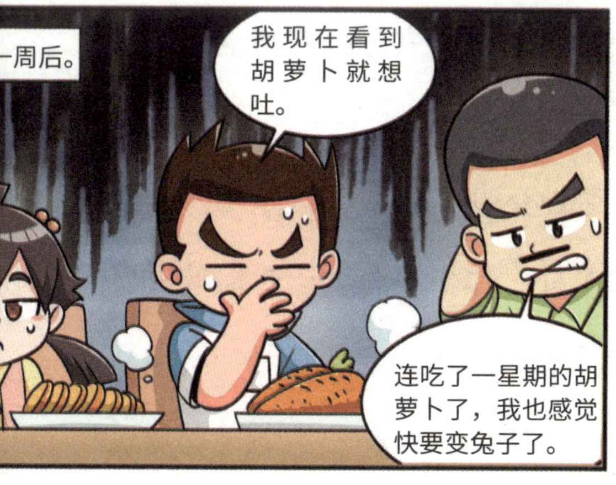

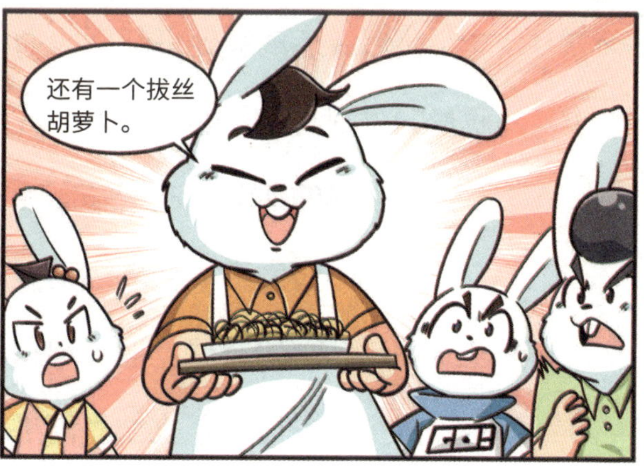

运动小提醒

学习并掌握正确的呼吸技巧，如在用力时呼气，在放松时吸气。

在运动过程中，特别是做无氧运动时，要保持呼吸，以免增加心脏负担。

运动知原理 身心更受益

06 运动可以促进长高

运动对长高的好处，主要表现为以下几方面。

首先，运动对骨骺（hóu，骨干的两端部分）有良好刺激，可促进骺软骨板的软骨细胞增殖、骨化，促进骨骼发育，帮助长高。

其次，运动后，生长板会受到刺激，这种刺激导致钙吸收更强，进而有助于骨骼发育。青少年在户外运动，多晒太阳，特别有利于钙吸收和骨骼增长。

再次，运动促进生长激素分泌。运动后，生长激素分泌增多，增加新陈代谢，增强机体防病能力，预防肥胖。

最后，运动能促进睡眠，而夜间是生长激素分泌的黄金期，高质量的睡眠有助骨骼发育。

什么样的运动有利于长高呢？弹跳运动，如跳绳、跑步、跳远等有助于四肢发育；伸展运动，如单杠、体操等有助于骨骼伸展；全身性运动，如篮球、羽毛球和游泳等，有助于全身骨骼伸展和延长。青少年的运动量宜循序渐进。研究发现，运动不当或运动量过大，反而会使生长激素分泌量减少，影响长个。合适的运动量为，每周运动 4~5 天，每次 30~45 分钟。

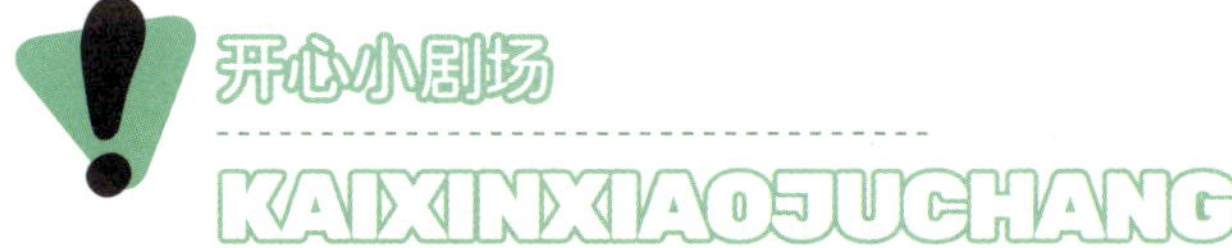

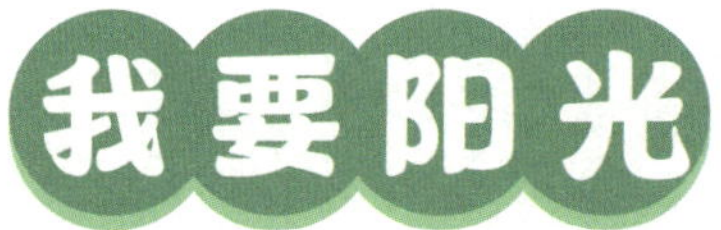

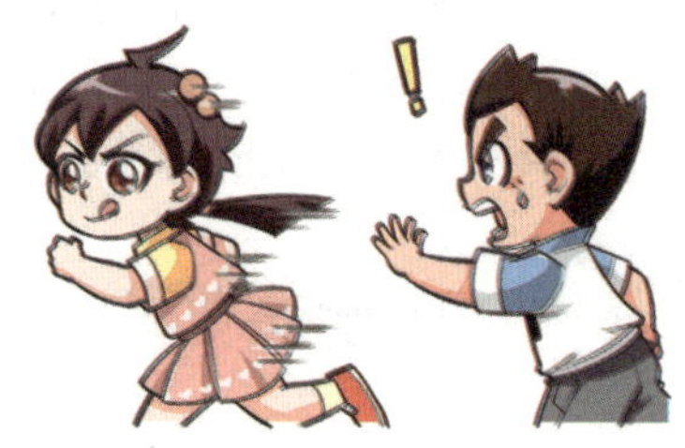

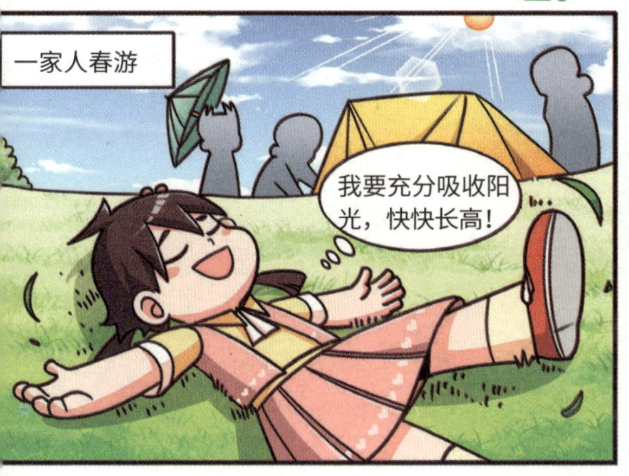

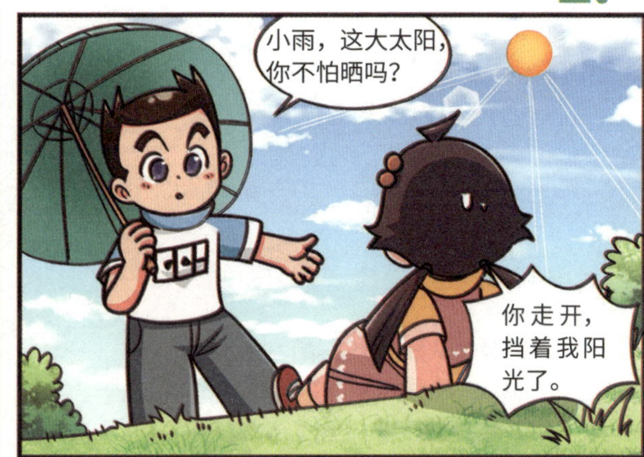

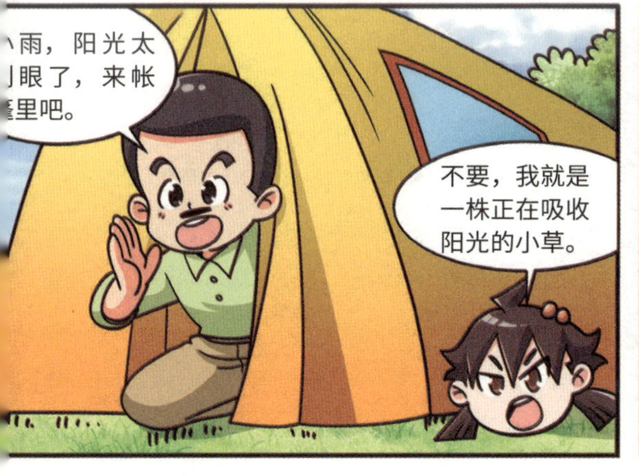

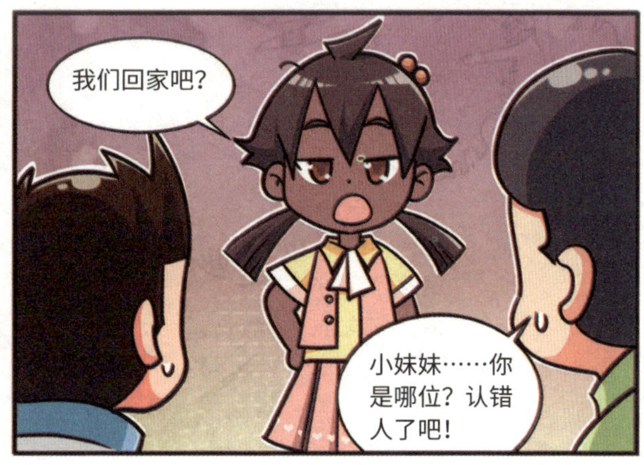

运动小提醒

运动后应避免立即进入过冷或过热的环境，如从炎热的户外直接进入冷水中。

如果感到头晕、恶心或极度疲劳，应立即停止运动并寻求帮助。

图书在版编目（CIP）数据

好身体从好姿势开始 / 柴毅编著 ；天地绘工作室绘 .
武汉 ：长江出版社，2024. 6. -- ISBN 978-7-5492-9546-3

Ⅰ. R336-49

中国国家版本馆 CIP 数据核字第 2024993JB9 号

好身体从好姿势开始

HAOSHENTICONGHAOZISHIKAISHI

柴毅 编著 天地绘工作室 绘

责任编辑： 张艳艳 梁琰
出版发行： 长江出版社
地　　址： 武汉市江岸区解放大道 1863 号
邮　　编： 430010
网　　址： https://www.cjpress.cn
电　　话： 027-82926557（总编室）
027-82926806（市场营销部）
经　　销： 各地新华书店
印　　刷： 武汉市卓源印务有限公司
规　　格： 710mm×1000mm
开　　本： 16
印　　张： 8.5
字　　数： 128 千字
版　　次： 2024 年 6 月第 1 版
印　　次： 2024 年 7 月第 1 次
书　　号： ISBN 978-7-5492-9546-3
定　　价： 58.00 元